うつぶせ1分で健康になる

コリ、痛み、歪みが消えて体がラクになる

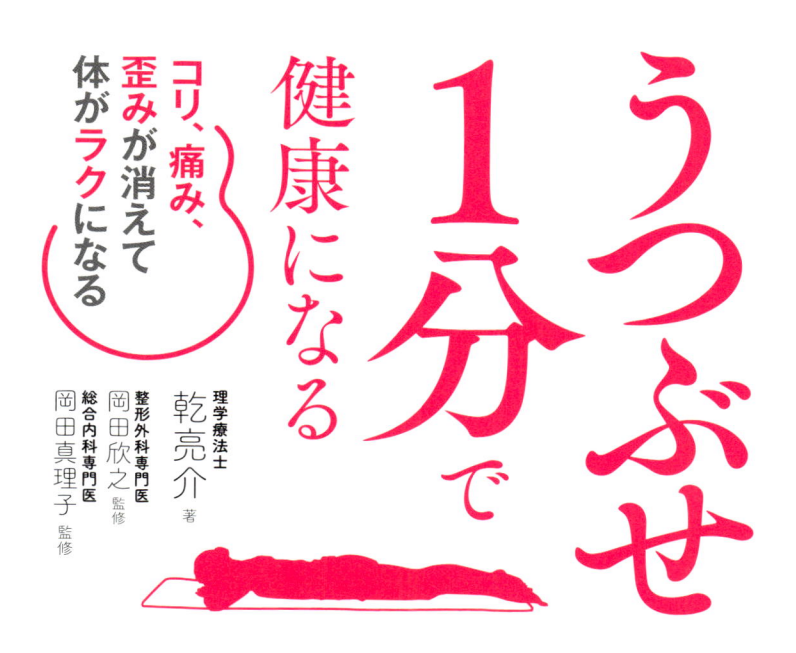

理学療法士
乾亮介 著

整形外科専門医
岡田欣之 監修

総合内科専門医
岡田真理子 監修

ダイヤモンド社

肩こり、腰痛、猫背、
歩行困難、冷え症、
自律神経の乱れ、
不眠、誤嚥性肺炎・・・

1日1分、うつぶせになるだけで、健康寿命がみるみる延びる！

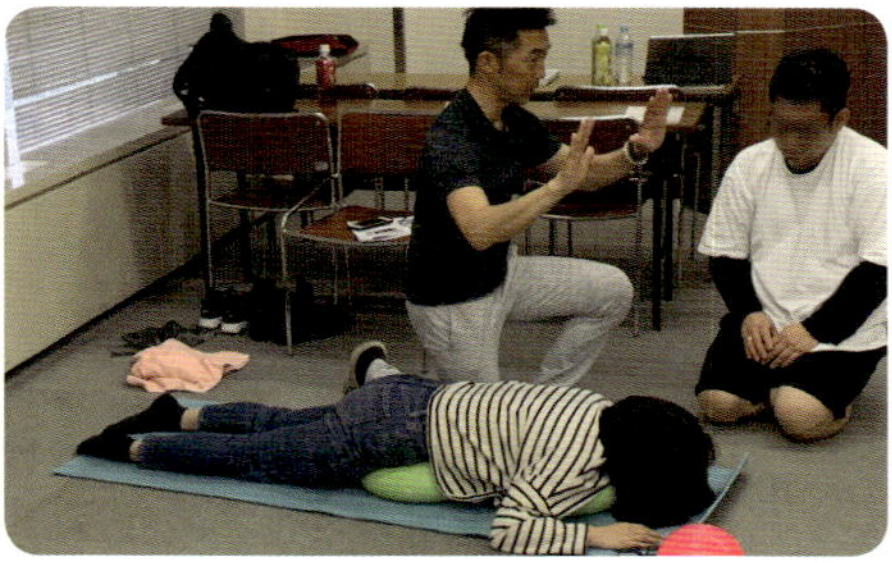

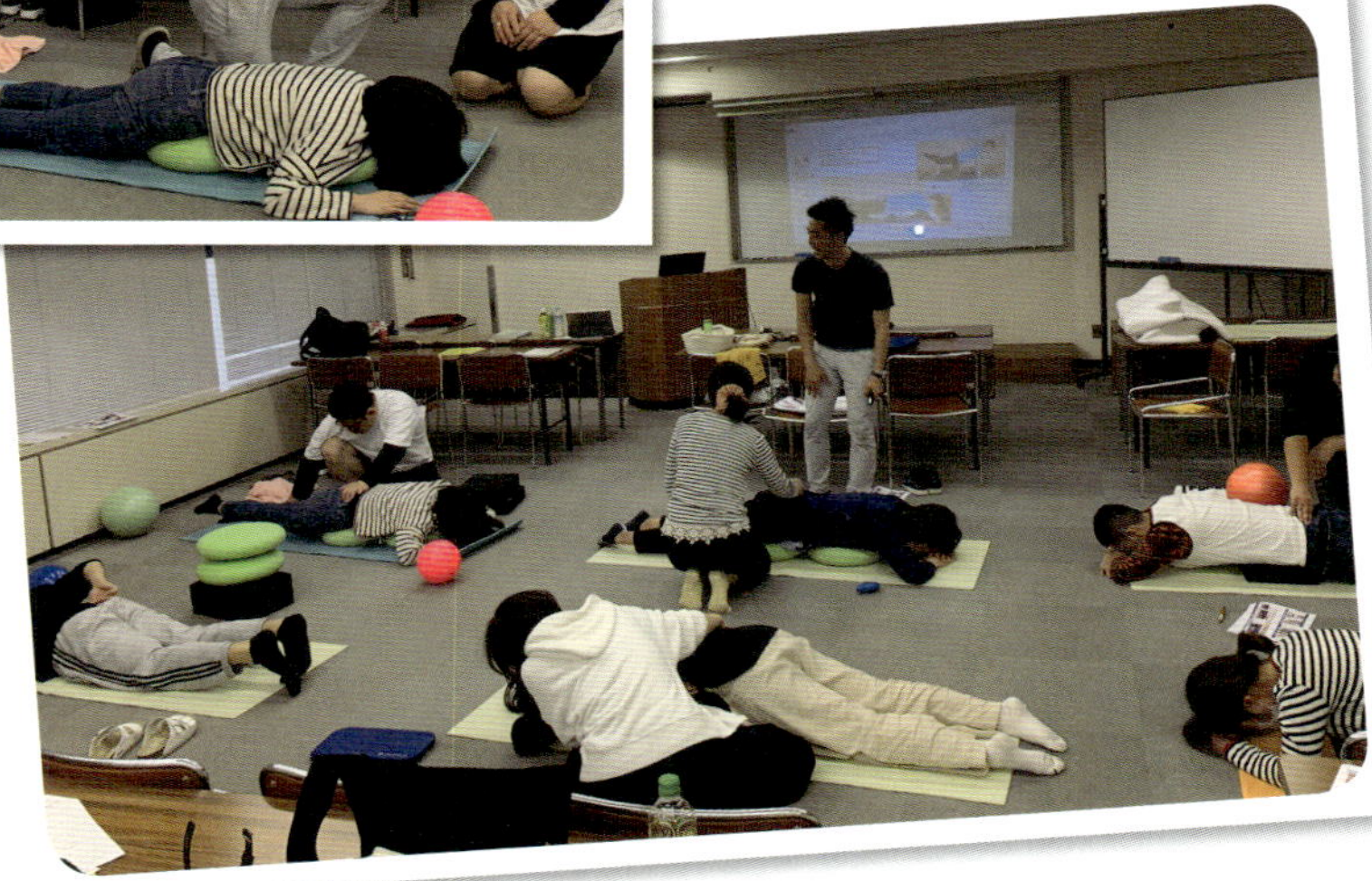

基本のポーズ

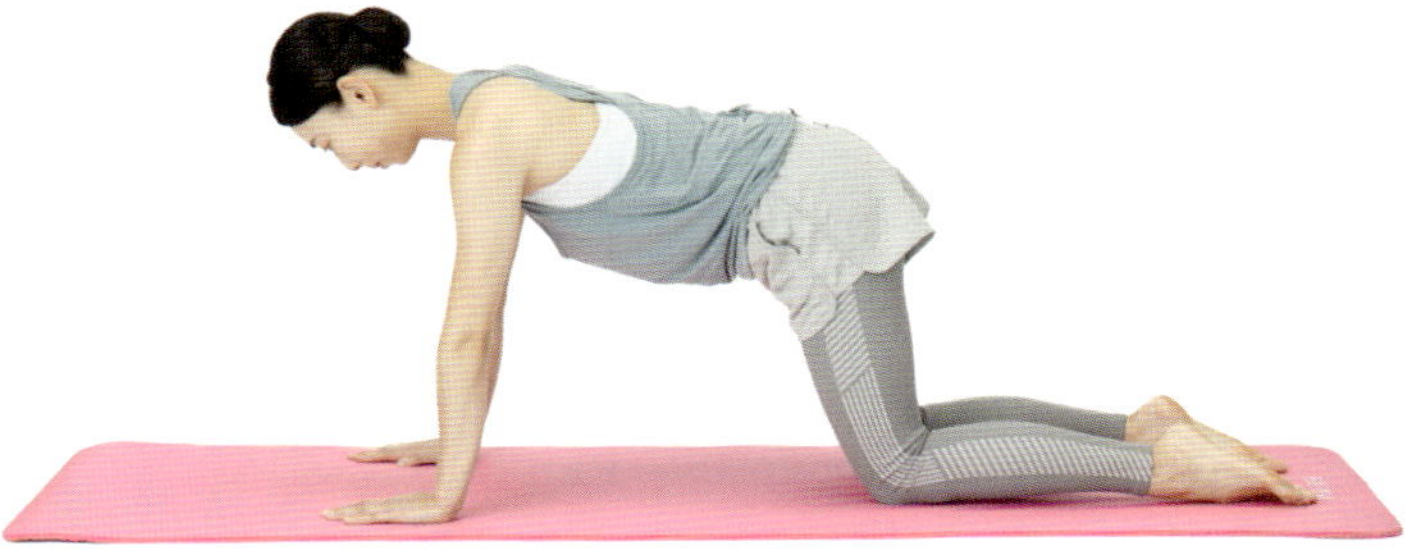

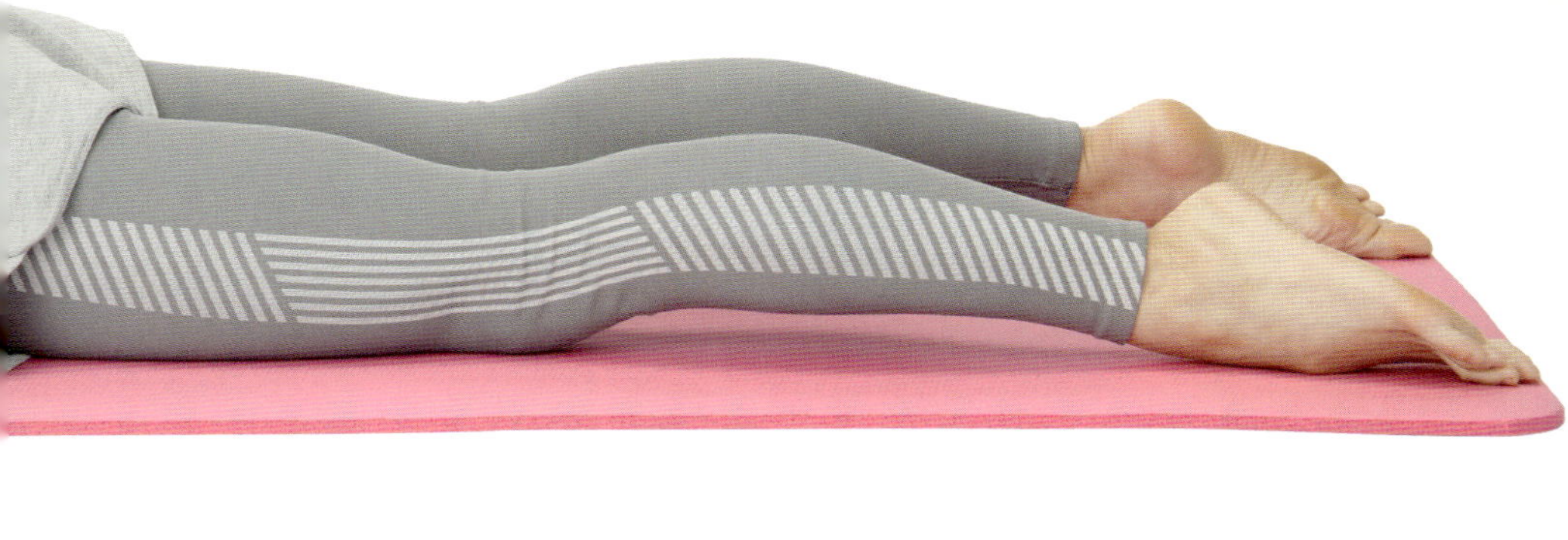

うつぶせになって
1分間、
ただ寝そべるだけ!

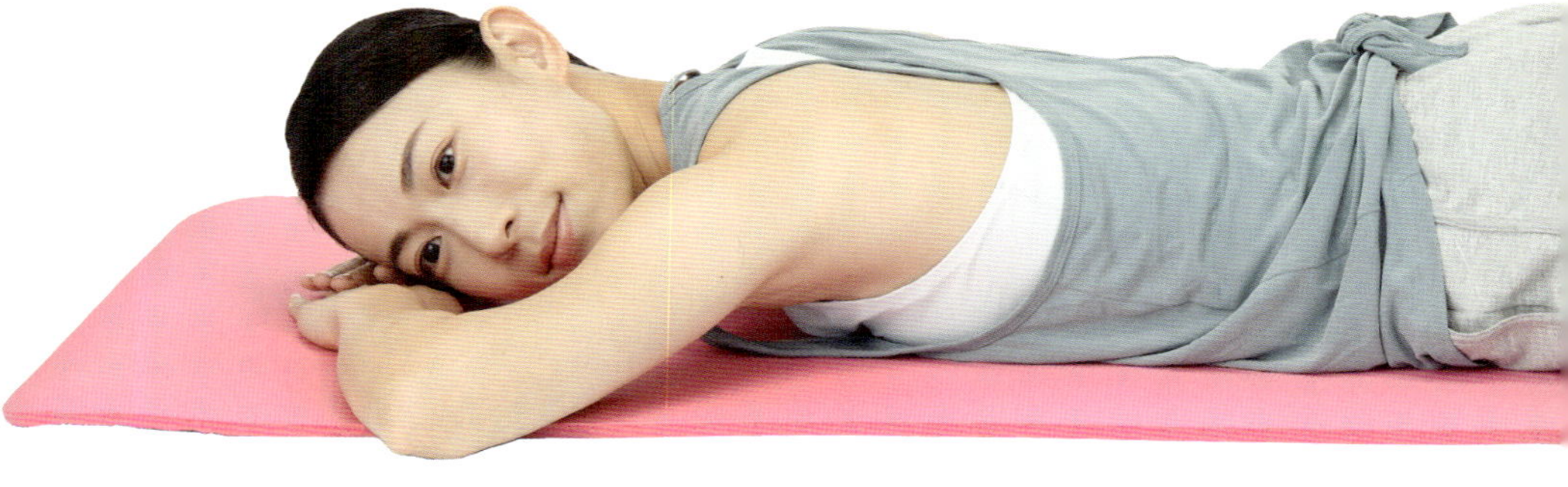

れだけ！

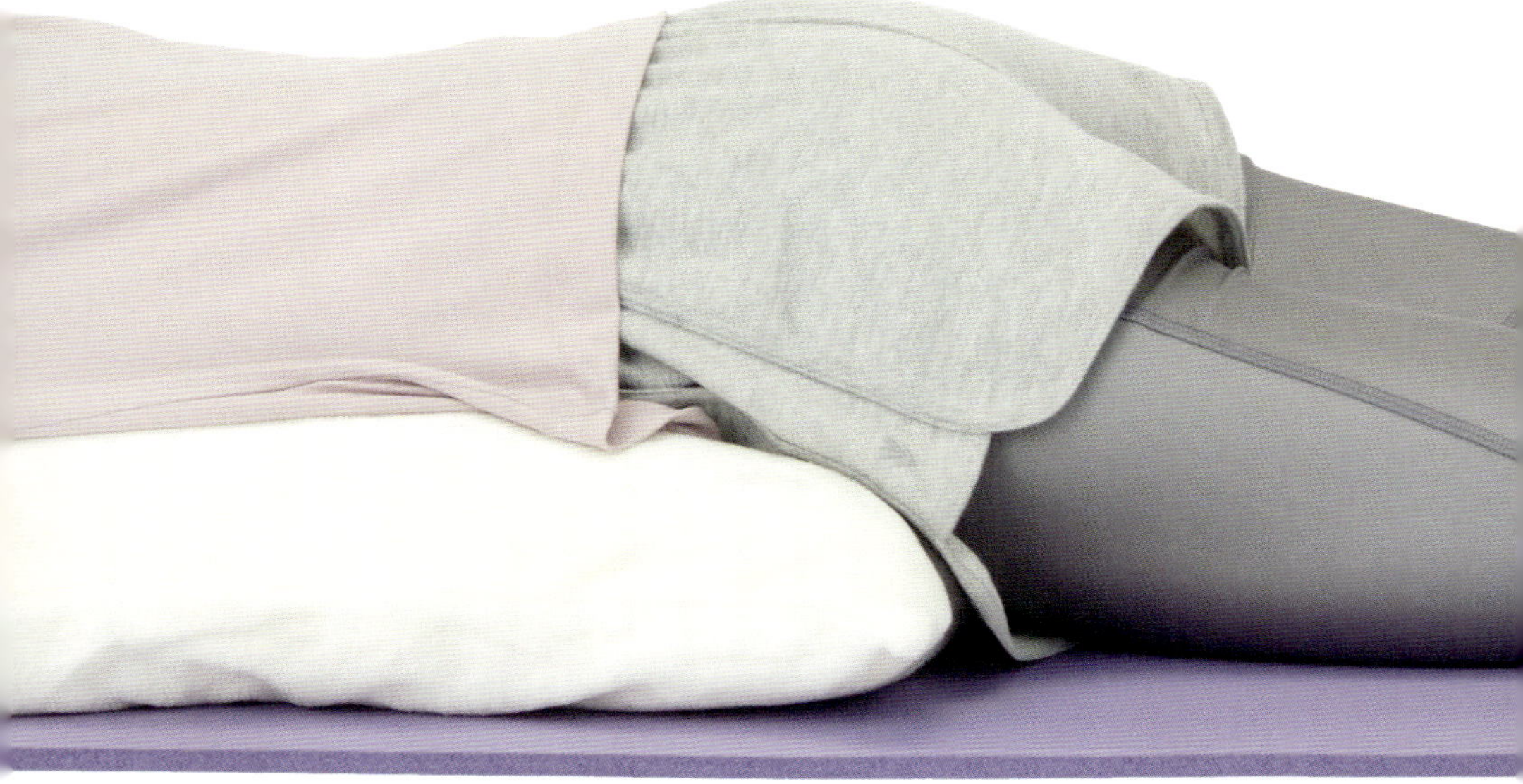

はじめは30秒からでOK。
慣れてきたら夜、寝る前の1分間、
朝、起き上がる前の1分間など、
好きな時にうつぶせになるだけ

本当にこ

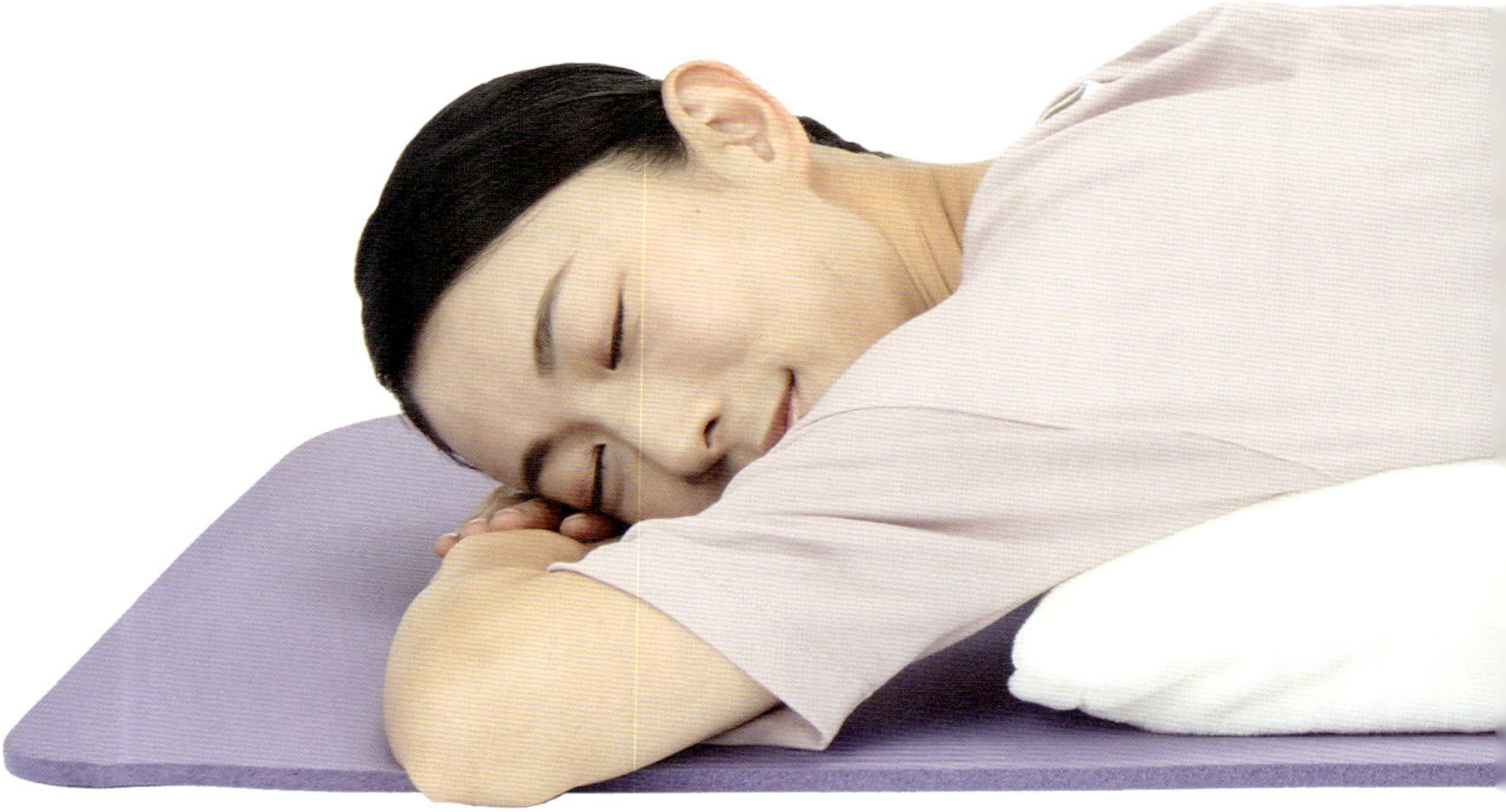

こんなに簡単!

驚きの効果が!

食事で
むせることが
減りました

よく眠れる
ように
なりました

だけで
不調が解決!

気になっていた
体のこわばりが
なくなりました

歩幅が広がり、
つまずかなく
なりました

1日1分、うつぶせになる

姿勢がよく
なりました

いつの間にか
ウエストが
引き締まりました

呼吸がラクに
なりました

腰や背中の
痛みが
取れました

食欲が増し
ました

風邪を
ひかなく
なりました

はじめに

「うつぶせ」になることができますか？

私は理学療法士の国家資格を取得後、総合病院のリハビリテーション科に勤務し、整形外科疾患、呼吸器疾患、脳血管疾患、心疾患など、病歴も年齢もさまざまな患者さんのリハビリを担当してきました。

16年間の臨床経験で、リハビリに関わった患者さんは2000人を超えています。

現在は、予防医学サロン&ピラティススタジオをスタートさせ、日々、多くのお客様の体の不調や悩みに向き合うとともに、予防の大切さを伝えることに力を注いでいます。

常に可能性を探求し、全力で患者さんと接する中で、私は多くの体の不調が体幹筋力の強化による姿勢改善でよくなることに気づきました。そのために、誰でも簡単にできて効果が得られる方法の1つとして「うつぶせになること」があります。

うつぶせほど効果のあるものはないと私は思っています。

そこで本書では、一般的にはあまりよく知られていないうつぶせの効果を、長年の理学療法士としての臨床経験や予防医学の立場から、みなさんにお伝えできればと思っています。

1日1分のうつぶせを習慣にすることで、腹筋と背筋が鍛えられて体幹が強化され、姿勢がよくなります。

それによって腰痛、肩こり、だるさなどの体の不調が解消されるだけでなく、高齢者特有の体のこわばりや腰や背中が曲がる症状、それにともなう呼吸困難や歩行困難、誤嚥《ごえん》などを予防し、健康寿命を延ばすことができます。

今日から1日1分、うつぶせになりましょう。

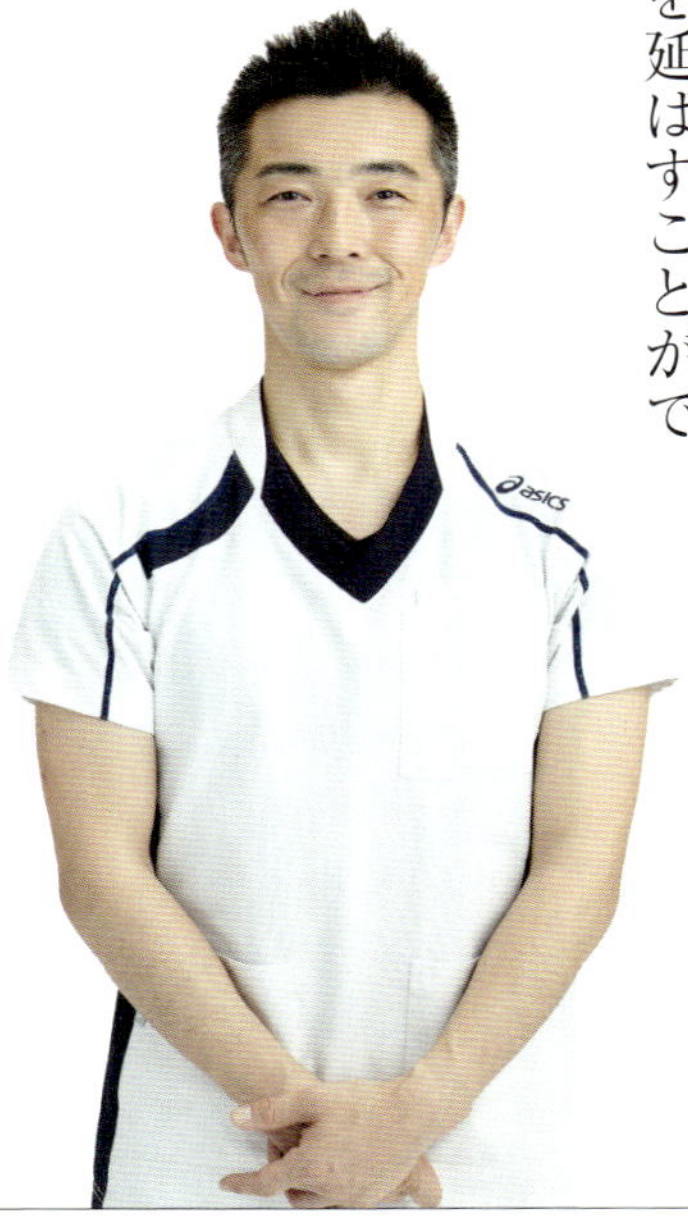

理学療法士

乾 亮介

（いぬい りょうすけ）

うつぶせ1分で健康になる もくじ

PART 2

うつぶせを習慣にすると こんな効果が！

試した人が実感！

PART 3

「うつぶせ」のままできる！
体がどんどんよみがえる うつぶせ＋エクササイズ

うつぶせになるにあたって

ご注意いただきたいこと

1. 食後30分以上経ってから行ってください。

2. はじめて行う時はゆっくりとうつぶせの体勢になってください。まずは30秒から始め、うつぶせの姿勢が少しでもつらいと感じたら無理をしないようにしてください。

3. 体に痛みや苦しさを感じた場合はすぐに中止してください。

4. 妊娠中の方はお腹に圧がかかるのでお控えください。

5. 風邪などで体調がすぐれない時はお控えください。

6. 体の負担になる場合があるので、うつぶせのまま眠ってしまわないように注意してください。また、長時間うつぶせをする場合は体の様子を見ながら行い、決して無理をしないようにしてください。

7. うつぶせのまま本を読んだり携帯などを操作したりすると腰に負担がかかる場合があるので、うつぶせ以外の行為は控えてください。

PART

1

誰でも簡単にできて、ストレッチより簡単！

「うつぶせ」は体にいい？

うつぶせになるだけで、体の不調が改善していく！

長年、理学療法士として現場に立ち、たどりついた答え

長年、理学療法士としてリハビリの現場に立ってきた私は、どうしたら寝たきりにならずに健康寿命を延ばせるかをずっと考えてきました。

そして、たどりついた答えが、うつぶせになることでした。

「ただうつぶせになるだけ？」と、驚かれる方も多いと思います。ですが、あらゆる体の不調を改善するのに、これほどいいものはないと私は確信しています。

実は、うつぶせ姿勢は理学療法士の世界では一般的なものです。これは腹臥位《ふくがい》療法と呼ばれるもので、呼吸リハビリの現場では排痰《はいたん》（痰を出すこと）や誤嚥《ごえん》予防、人工呼吸器管理の体位として多用されていますし、他にも脳梗塞や、整形外科関連疾患のリハビリにおいてもよく用いられる体位の1つです。

また、私のサロンに来るお客様の中には、寝たきりを覚悟するような状態の人が

最終的に歩けるようになったという事例もあります。

この方ははじめ、うつぶせになることすら難しかったのですが、うつぶせになることにこだわって施術をし、ピラティスなども取り入れながらさまざまな試みをした結果、大きな効果を上げることができました。さらに嬉しいことに、この方は歩けるようになっただけでなく、背筋が伸びたことで食事の量が増え、落ちていた体重を増やすこともできました。

この効果は高齢者に限りません。年齢を問わず毎日の健康習慣として行えば、猫背、肩こり、腰痛、歩行困難、慢性疲労、自律神経の乱れ、ぽっこりお腹、食欲不振、睡眠障害など、あらゆる体の不調に効果があります。

不調の原因は姿勢の悪さにある

現代の生活は、どうしても前傾姿勢になることが多くなっています。パソコンやスマートフォンの操作、長時間のデスクワーク、電車や車などによる足腰を使わない移動などがその例と言えます。前傾姿勢が長時間続くと、骨や内臓の配列が変わっていきます。

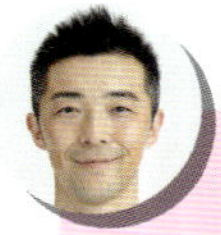

年代を問わずに効果がある!

うつぶせは高齢で寝たきりの方だけでなく、今はまだそれほど体の悩みを抱えていない若い人にも効果があります。実際に私の身近な人たちに試してもらったところ、腰痛や肩こりがラクになった、寝つきがよくなった、睡眠の質がよくなった、疲れが取れやすくなったなど多くの反響をいただいています。特に、睡眠に関する変化が現れやすいようです。

たとえば、背骨の配列が変わると重心線が乱れ、首で重たい頭を支えるために頭が背骨よりも前に出てしまいます。頭を支えるために首、肩に多くの負荷がかかることが肩こりの原因になります。

それだけではありません。背骨本来のS字カーブが乱れることによって体幹筋力のアンバランスが起こり、腰痛の原因になったりします。

S字カーブの乱れは骨盤にも影響していきます。骨盤のポジションが乱れ、そこから足の股関節の動きが不良になり、歩行困難の原因にもなりえるのです。

また、背骨は自律神経の通り道なので、背骨の配列が乱れることで自律神経の働きが悪くなり、不眠の原因にもなります。姿勢の乱れによる不要な筋肉のアンバランスや緊張によって筋肉の血液循環が悪くなると、冷えも引き起こされます。また、後で詳しく説明しますが、背骨のS字カーブの乱れは、呼吸にも影響を与えます。

若い人には馴染みがないかもしれませんが、肺炎につながる誤嚥も、姿勢の悪さが影響すると考えられています。猫背になり、頭部が前方に出ることによって起こる頭と首の配置の乱れが、食べ物を飲み込む際に使う嚥下筋《えんげきん》の活動に影響を与えるからだと言われています。

このように、体に起こる多くの不調は、実は姿勢の悪さから来ています。ということは、姿勢をよくすることで、その不調を改善することができるはずです。

うつぶせで姿勢がよくなる

背骨にはもともと、構造的に曲がりやすく、伸びにくいという特徴があります。人間の活動は前向きで体を曲げる動作が多いため、必然的に背骨は前に曲がってしまいがちです。

うつぶせになると、重力を利用して体をまっすぐに伸ばすことができます。また、背中側の肋骨《ろっこつ》が体重による圧から解放されるため、肋椎関節《ろくつい》（胸椎と肋骨を結ぶ関節）に動きが出て、肋骨が広がりやすくなります。

肋骨は背骨の中でも一番猫背になりやすい胸椎についています。うつぶせになると、胸椎とその周辺の筋肉の緊張がゆるんで伸びやすくなり、猫背の予防や姿勢改善につながるのです。姿勢を正すエクササイズは世にたくさんありますが、重力の影響を受ける立ち姿勢でのエクササイズでは、背筋を伸ばすのに負荷がかかり、同じ姿勢をキープするのが難しくなります。うつぶせ姿勢なら重力に対して筋肉を使う必要がないため、その分だけラクに姿勢をよくすることができます。

さらに、うつぶせになってまた起き上がるという一連の動きは、腹筋や背筋をかなり使いますから、無理なく、正しい姿勢を維持するための筋力トレーニングとしても理にかなったものと言えるでしょう。

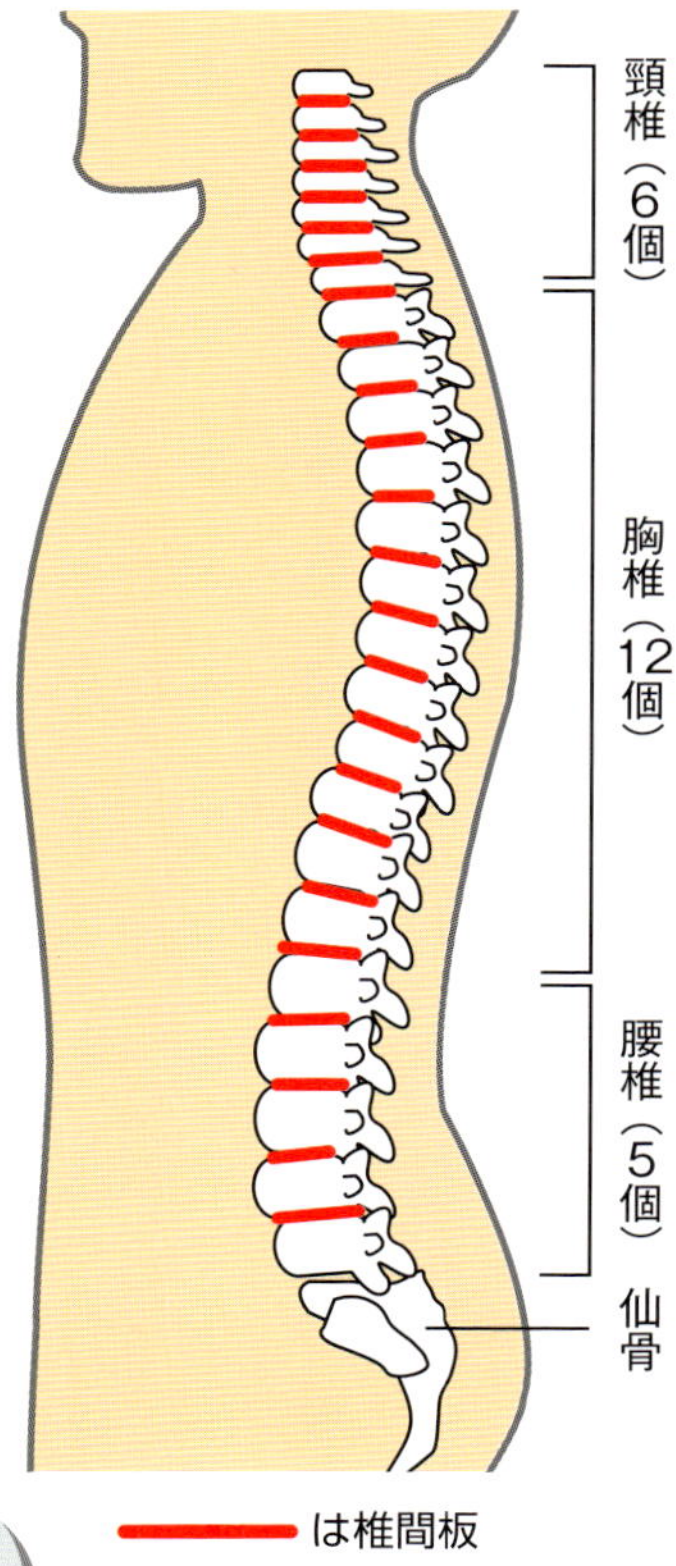
頸椎（6個）
胸椎（12個）
腰椎（5個）
仙骨
は椎間板

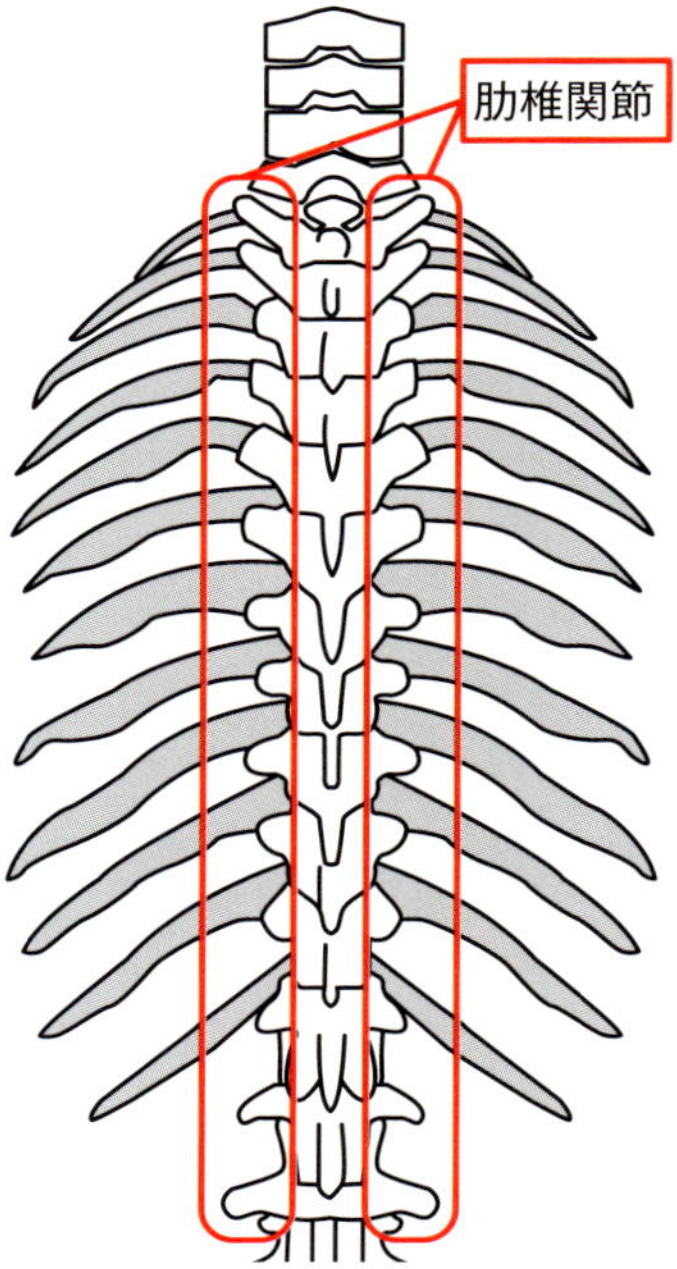
肋椎関節

椎骨と肋骨は肋椎（ろくつい）関節でつながっている。うつぶせで、この関節が動くことで肋骨が広がりやすくなる。

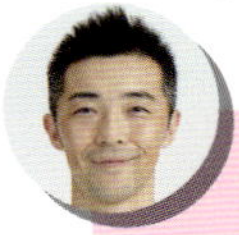

姿勢が悪くなるのは人間の宿命？

スマートフォンやデスクワーク、運動不足など、現代特有の生活習慣は確かに姿勢に悪影響を与えるものが多いですが、人間が大昔から行ってきた、手を洗う、顔を洗う、掃除をするなど、あらゆる行動が実は前かがみになるものばかりです。

それは単純なことで、背骨がもともと前に曲がりやすい構造になっているからです。曲がりやすい骨格を持つ人間が普通に生きていけば、おのずと姿勢は悪くなっていくと考えていいでしょう。それは加齢によって自然と筋力が落ちたり、椎骨の間にある椎間板が変性していくこととも連動しています。

とはいえ、意識の持ち方や習慣を変えることによって姿勢の悪化を防ぐことはできます。日々の習慣を変えることで、80代になっても90代になっても理想的な姿勢を保つことは十分可能です。

うつぶせで呼吸がよくなる

背中が開放され、深い呼吸がしやすくなる

現代人は年齢を問わず、呼吸の浅い人が多くなっています。これは、姿勢の悪化などによって肋骨や胸が広がらない呼吸になっているためです。

肺の構造は、注射器をイメージしていただくとわかりやすいでしょう。注射器は、ピストン部分を引っぱることでシリンジ（筒の部分）に水や空気などが入ります。肺もこれと同じで肺をとりまく骨格である胸郭《きょうかく》が広がることで間接的に肺が膨らみ、そこではじめて空気が入るのです。

寝たきりの人に多いのですが、長い間仰向けの状態で寝ていると、背中側は重力を受け、圧迫を受け続けていることになります。すると肋骨の動きが制限され、背中側が膨らまないため、必然的に呼吸が浅くなってしまうのです。

うつぶせになると、背中側の肋骨が緊張から解放されます。おかげで肋骨が広が

りやすくなって、呼吸がしやすくなります。さらに、腹部の臓器がお腹側に下がるため、横隔膜の圧迫が軽減されて動きが活性化します。

横隔膜は収縮性のある筋肉ですが、この横隔膜が注射器で言うピストン部分の役割を担うため、この活発化によって肺にたくさんの空気が入り込み、深い呼吸ができるようになるのです。

また、呼吸が深くなると副交感神経が優位になり、リラクゼーション効果が得られるので、ぐっすり眠れないという人にも効果があるでしょう。そして何より呼吸改善のメリットは、24時間、絶え間なく体にいい影響を与えることができるということです。

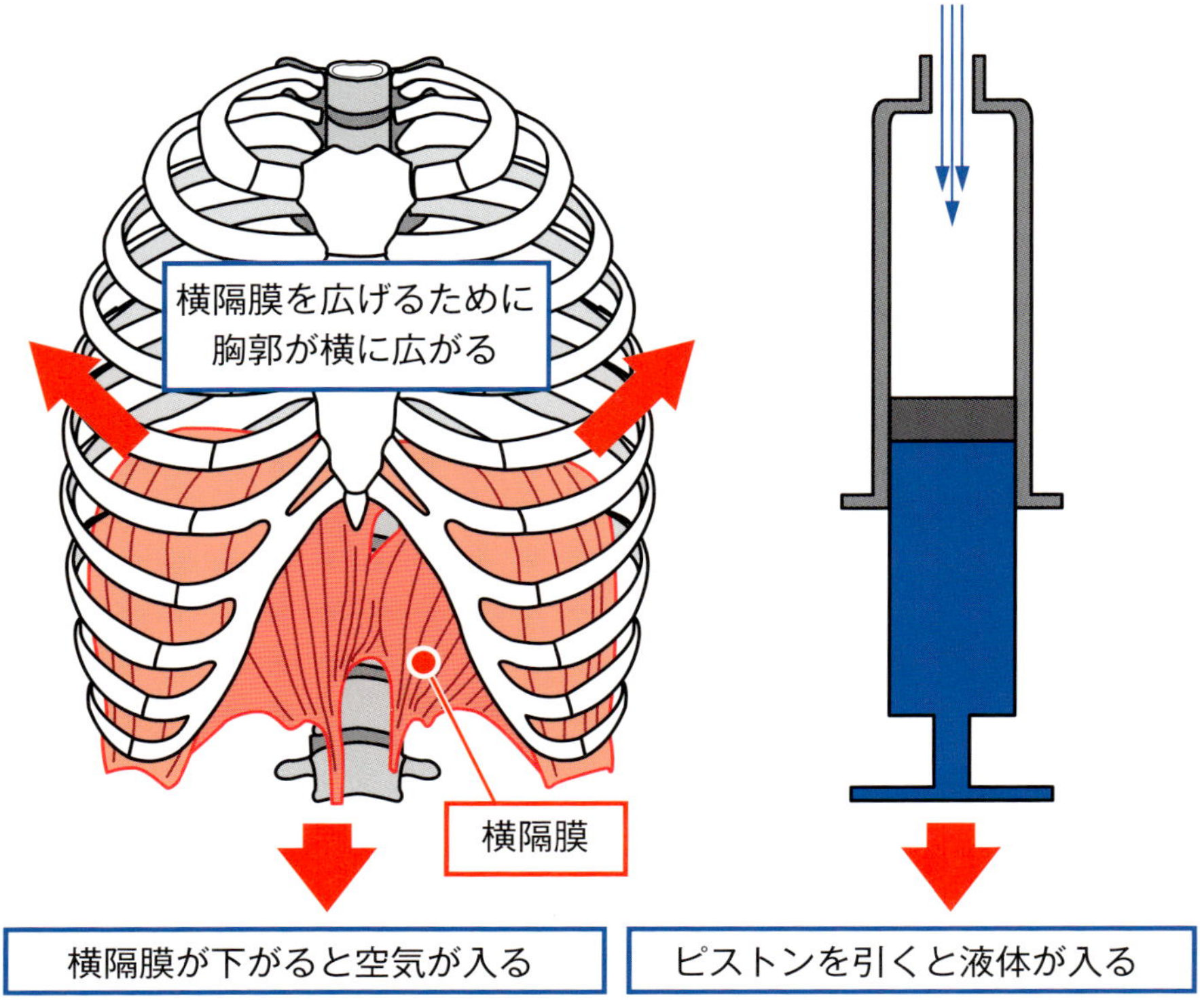
横隔膜を広げるために
胸郭が横に広がる
横隔膜
横隔膜が下がると空気が入る
ピストンを引くと液体が入る

理想的な呼吸をすると、こんなにメリットが！

❶ 酸素をたくさん取り込め、頭や手足の先まで十分な酸素が行きわたる

❷ 脳に十分な酸素が行きわたることで、頭がスッキリする

❸ 首や肩が緊張しにくくなり、リラックスしやすくなる

❹ 腹部の奥にある腹横筋《ふくおうきん》の収縮を促し、深層にある他の筋肉を補助するので、腰や骨盤が安定する

❺ 骨盤底筋の収縮によって、腹横筋の活動が促される

❻ 呼吸が深くなり、横隔膜や肝臓や胃腸がマッサージされ、便秘の改善が期待できる

❼ 呼吸筋（肋間筋、横隔膜）の活動によって代謝がアップ、ダイエット効果が期待できる

❽ 本来の理想的な姿勢に近づき、姿勢がよくなる

❾ 呼吸が深くなり、脳内物質セロトニンが分泌され、心が落ち着き、ストレスが解消される

❿ 副交感神経が優位になり、自律神経のバランスが整えられる

⓫ 自律神経が整うことで腸の調子がよくなり、冷えが改善する

⓬ 寝つきがよくなる

実践！
さあ、うつぶせになってみよう！

はじめは難しい人もいるかもしれません。それでも毎日少しずつ続けることで、体がどんどん変わっていくのを感じるはずです。

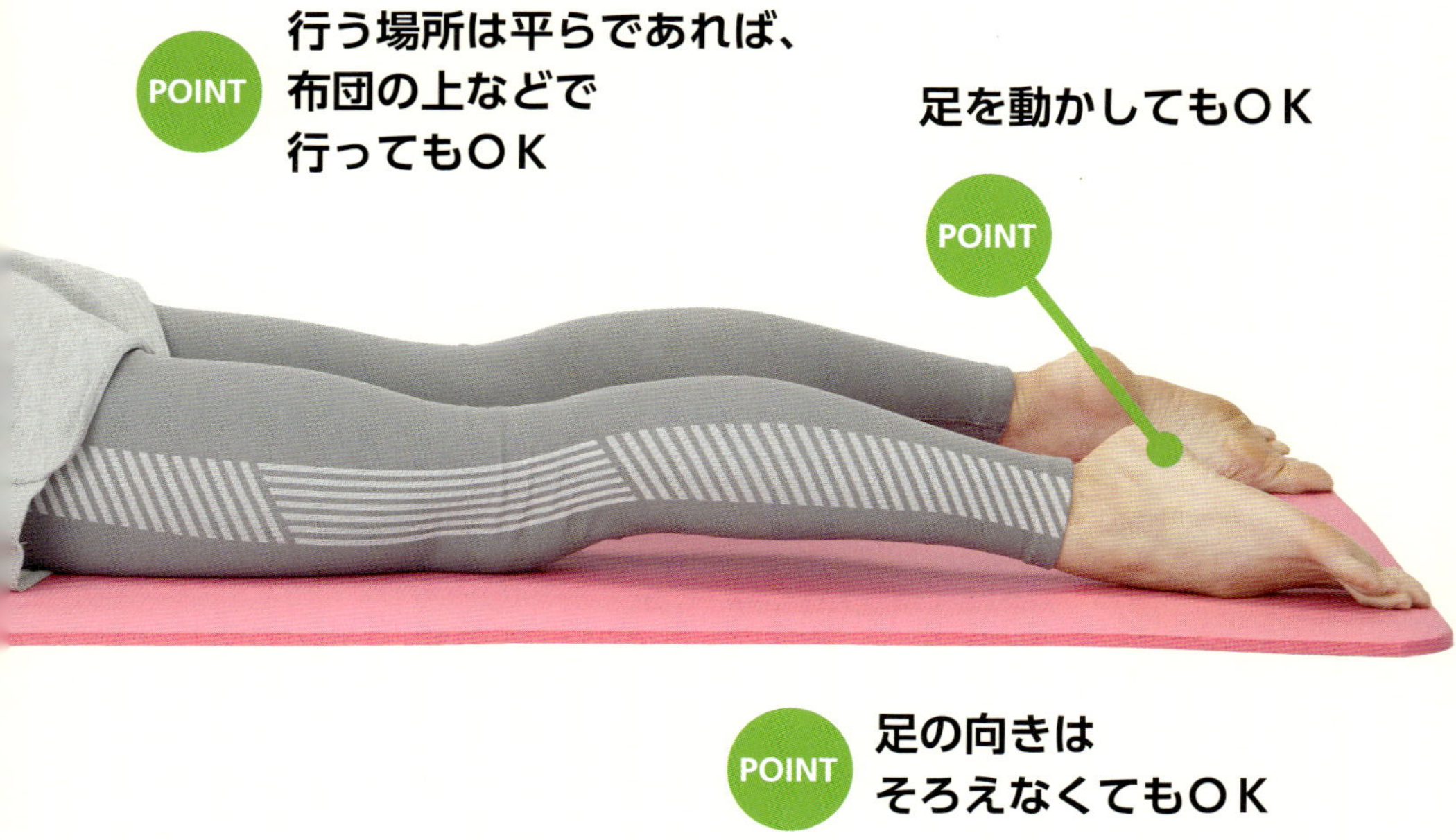

POINT
行う場所は平らであれば、布団の上などで行ってもＯＫ
足を動かしてもＯＫ
POINT
POINT
足の向きはそろえなくてもＯＫ

うつぶせが苦痛でなければ
1分間以上行ってもOK!!

うつぶせを行うのは
夜、寝る前の1分間がおすすめです。
慣れてきたら、
朝起きたばかりの状態でも行うと
より効果的です。

POINT **顔の向きはラクなほうでOK。つらくなければ、時々反対側も向くとなおいい**

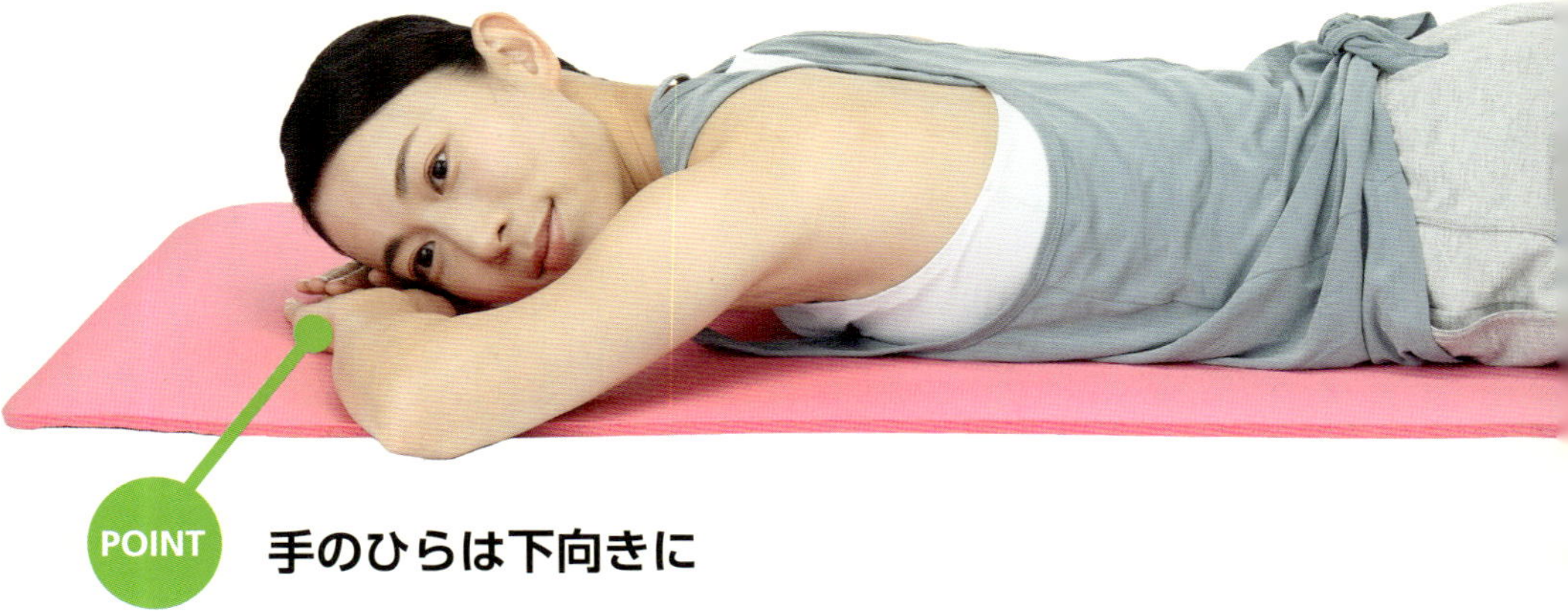

POINT **手のひらは下向きに**

はじめは30秒、
慣れてきたら1分間、
うつぶせ姿勢を
キープします。

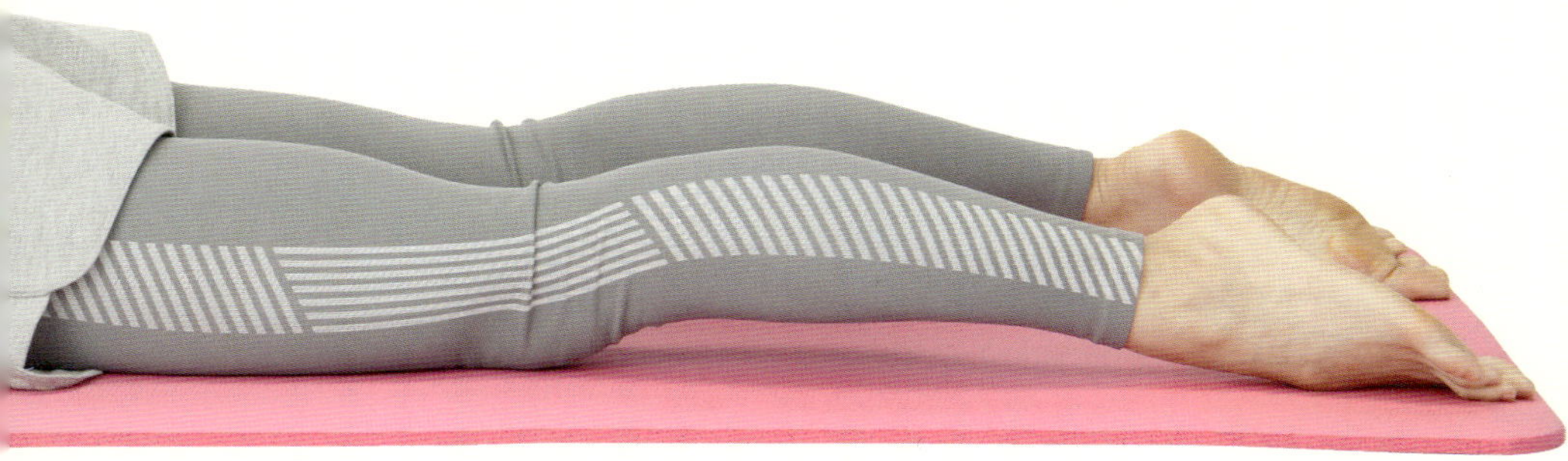

1

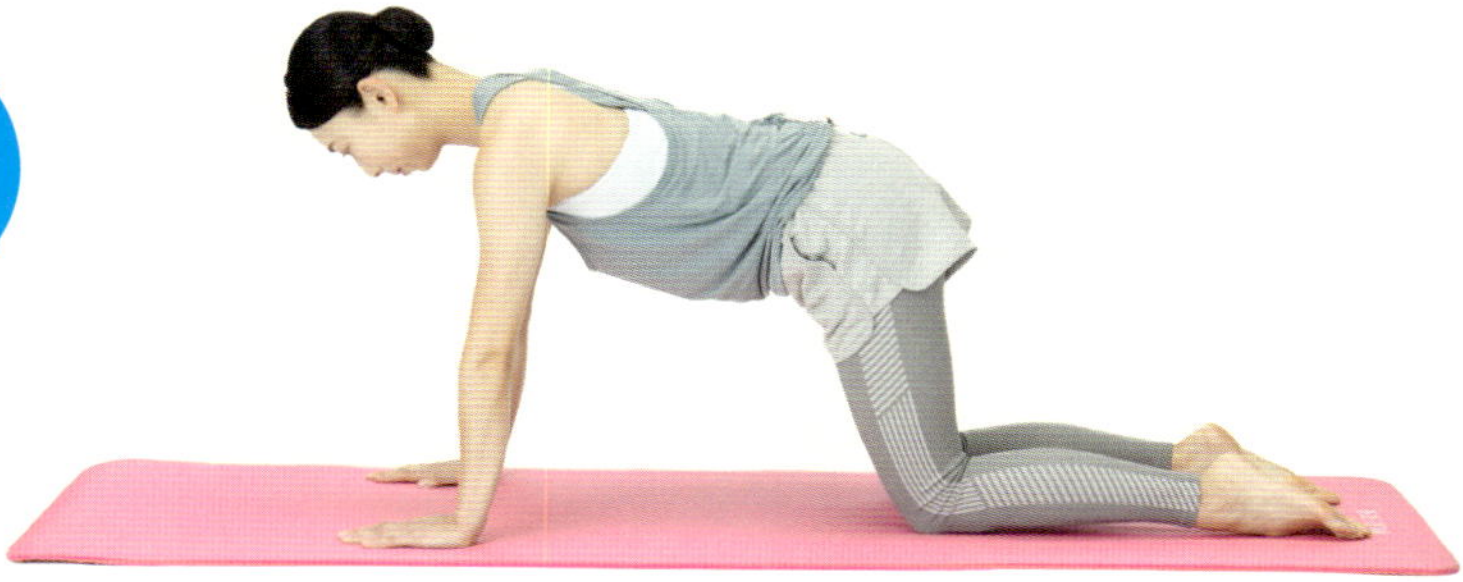

体がつらくないかを確認しながら、
ゆっくりうつぶせになります。

2

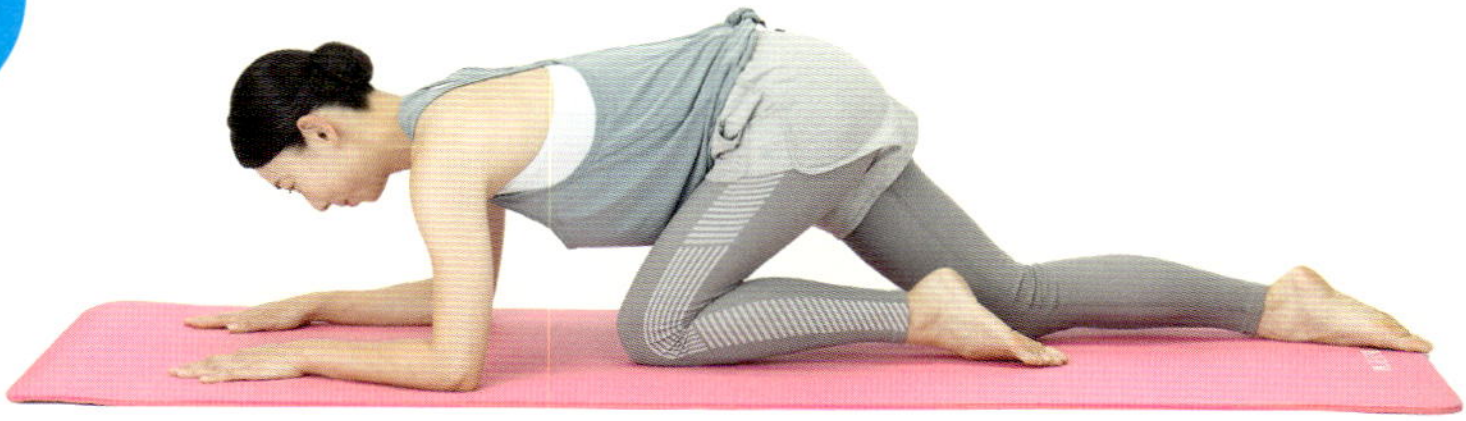

3

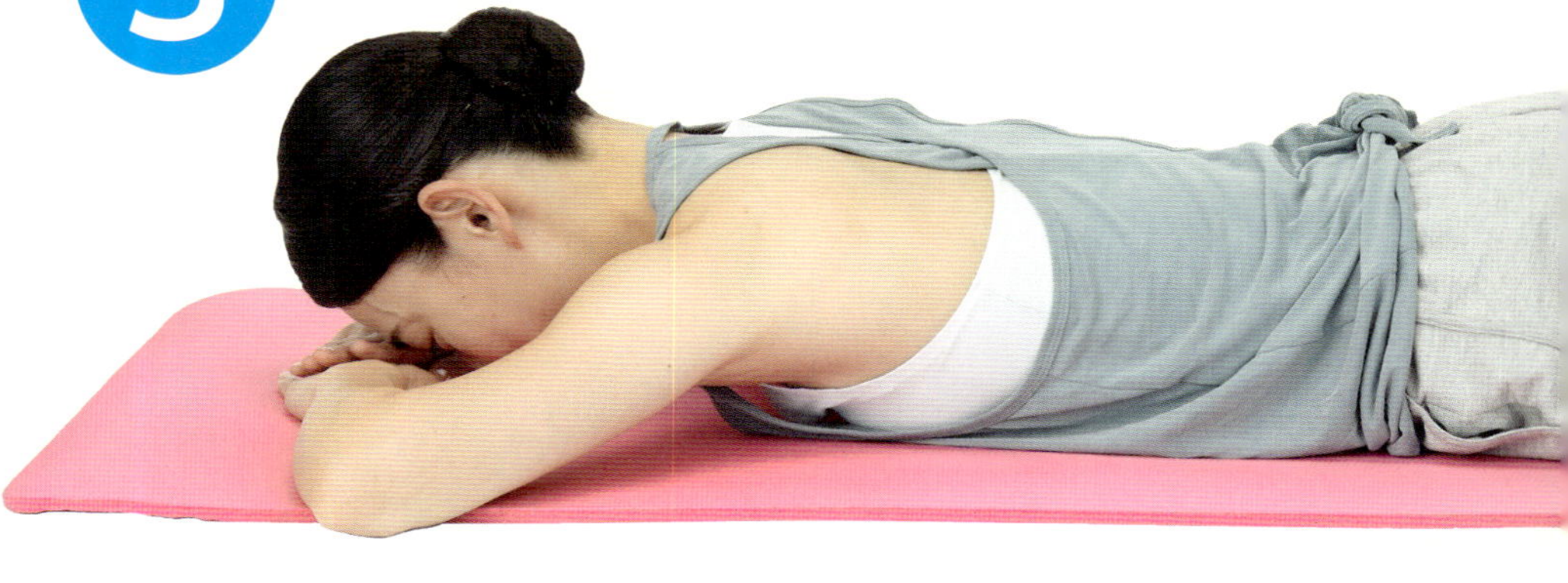

肩や腕が悪い人は、
手を下におろしてもOK！

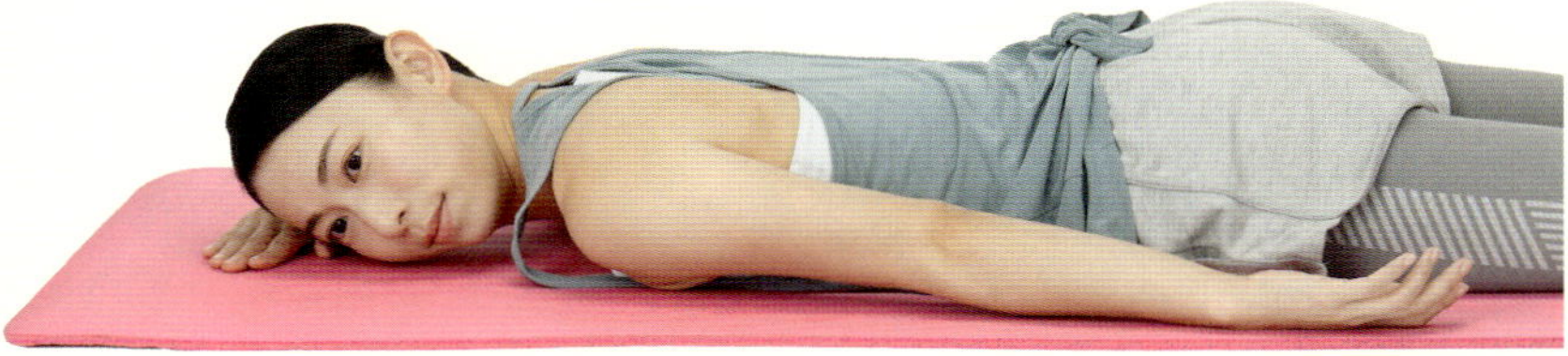

腰痛や反《そ》り腰の強い人は、
お腹の下に枕やクッションを入れてもOK！

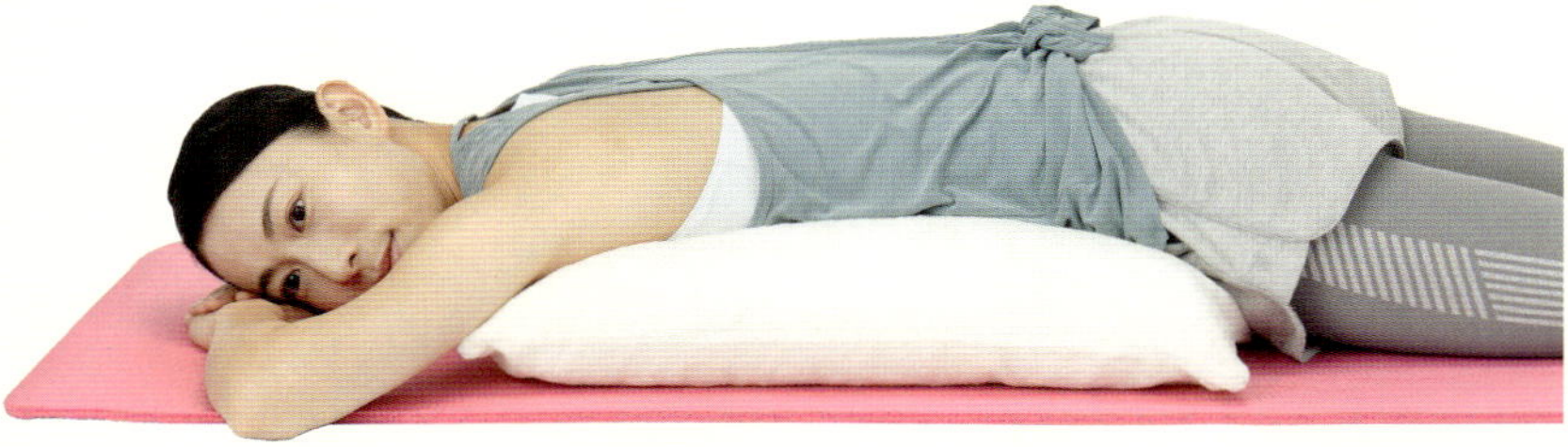

POINT 猫背が強く、股関節が伸びない人は、苦しくないよう体に合わせて枕の高さを調整し、高さが足りない場合は枕を重ねる

※特に、腰痛のある人がうつぶせ姿勢になると痛みが出る場合があります。

両手を重ねて、
おでこの下に置いてもOK！

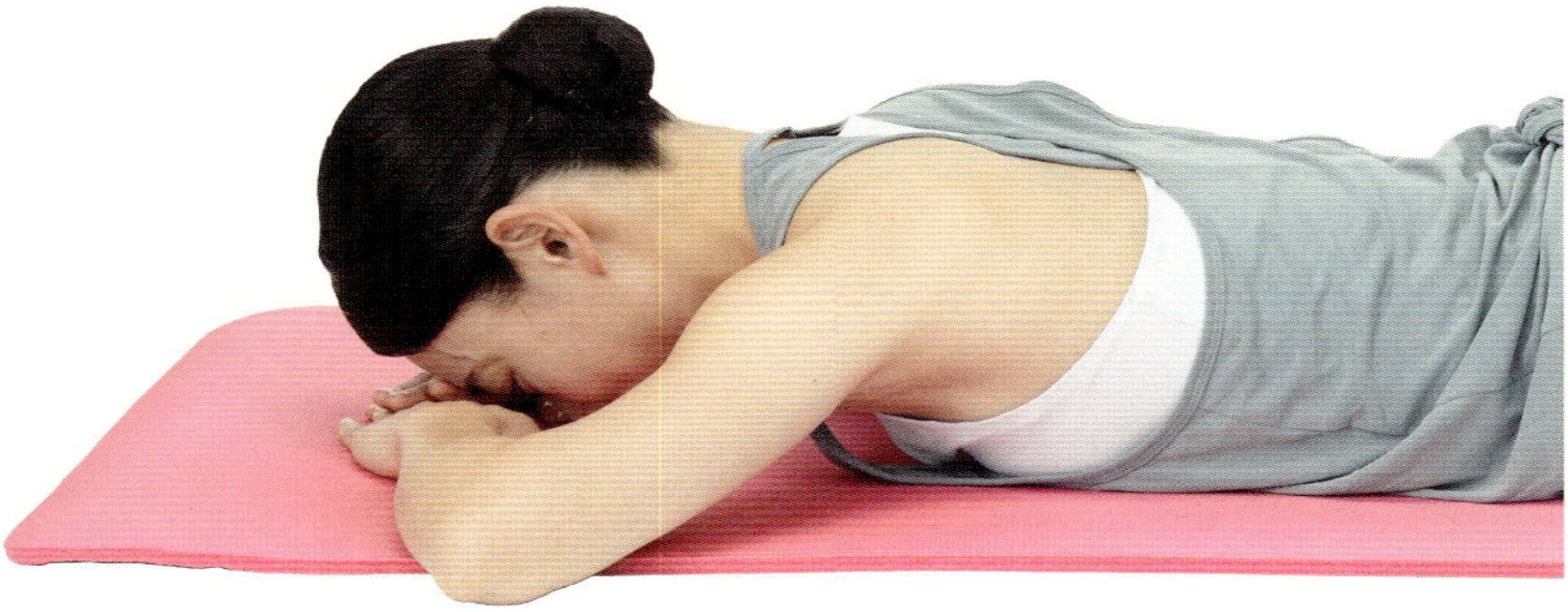

顔は左右どちらに向けてもOK！
（苦しくないほうで行ってください）

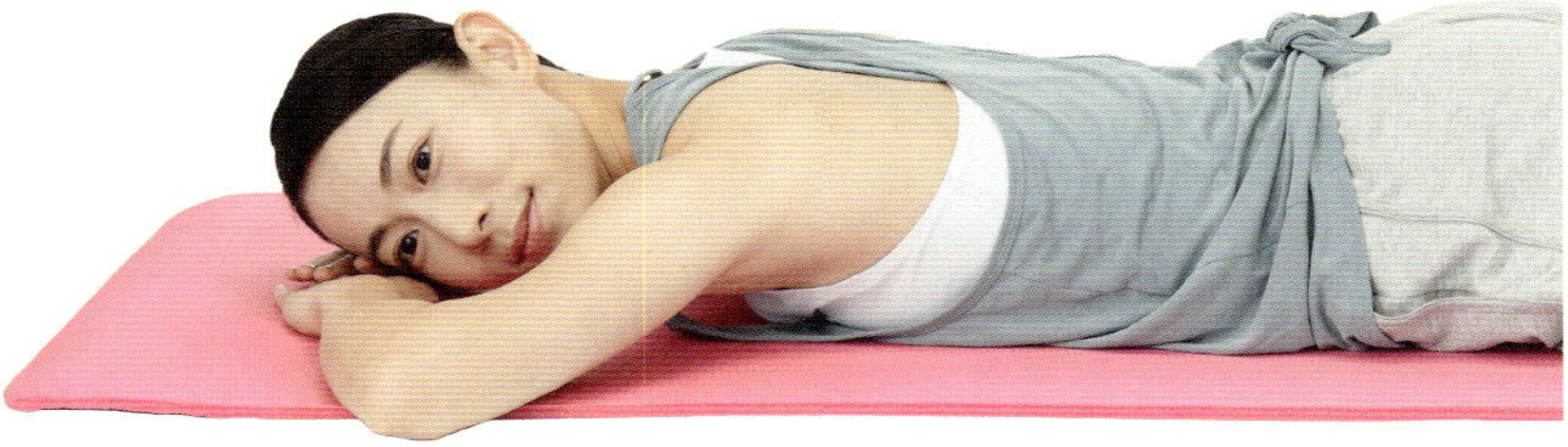

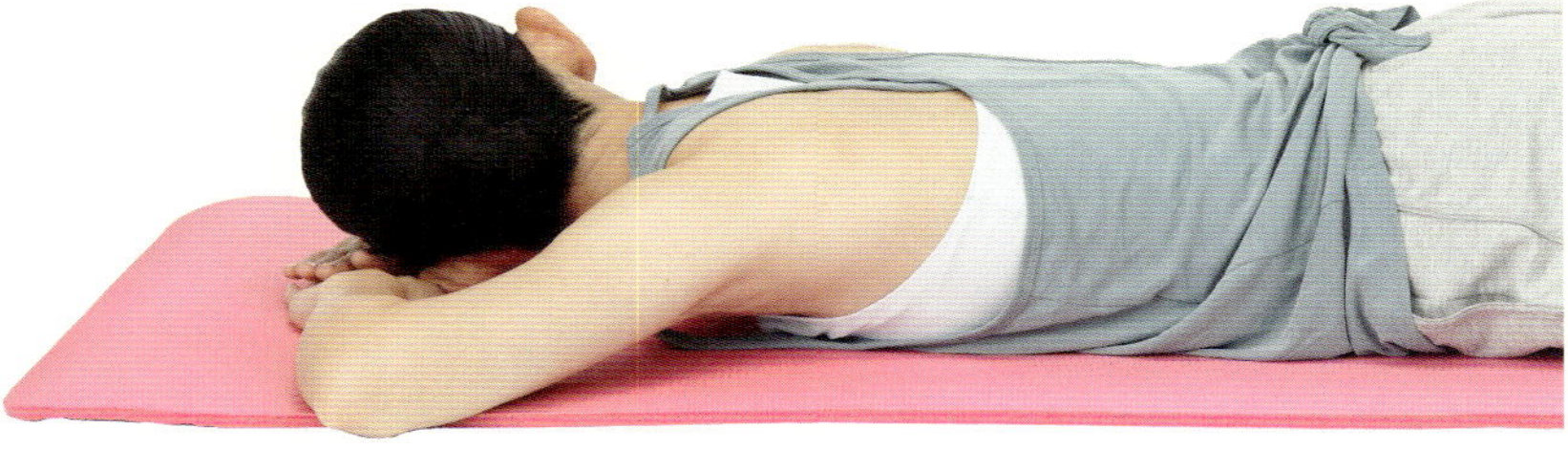

うつぶせが難しい人は

半うつぶせ姿勢

医学用語では半腹臥位《はんふくがい》という、うつぶせと横向き寝の中間くらいの姿勢です。抱き枕に覆いかぶさるような形で片側のお尻を横に出す体勢で、休息するには最もラクな姿勢と言われています。

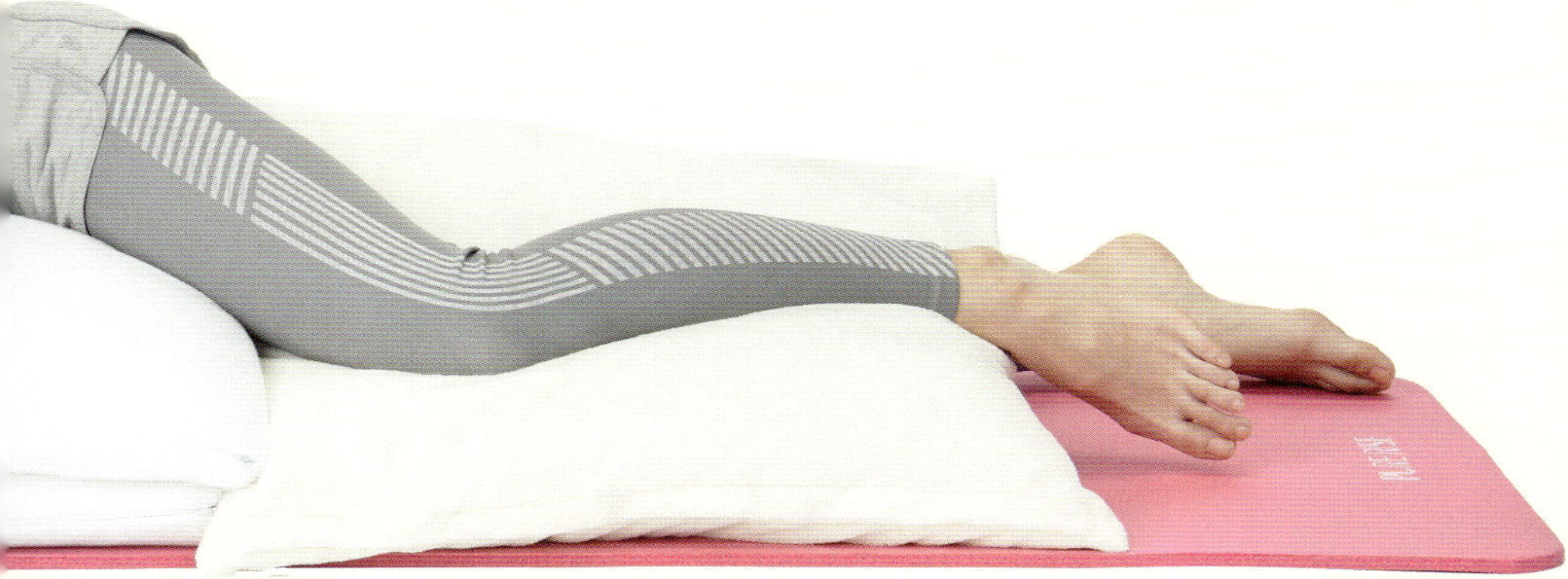

POINT

- つらい方は両ひざの間にクッションや抱き枕などを挟み、姿勢を安定させる
- 半うつぶせ姿勢は、片方の股関節は伸びているが、もう片方は曲がったままの状態なので、必ず両方の向きで行う
- お腹を下にして、背中を開放させることが大切

半うつぶせ姿勢を続けていくうちに股関節が伸びていきます。最終的にはうつぶせができるようになることを目指します。

1 体がつらくないか確認しながら、
ゆっくり横向きに。

2 両ひざは軽く曲げて、
クッションや抱き枕にもたれかかるような体勢になります。

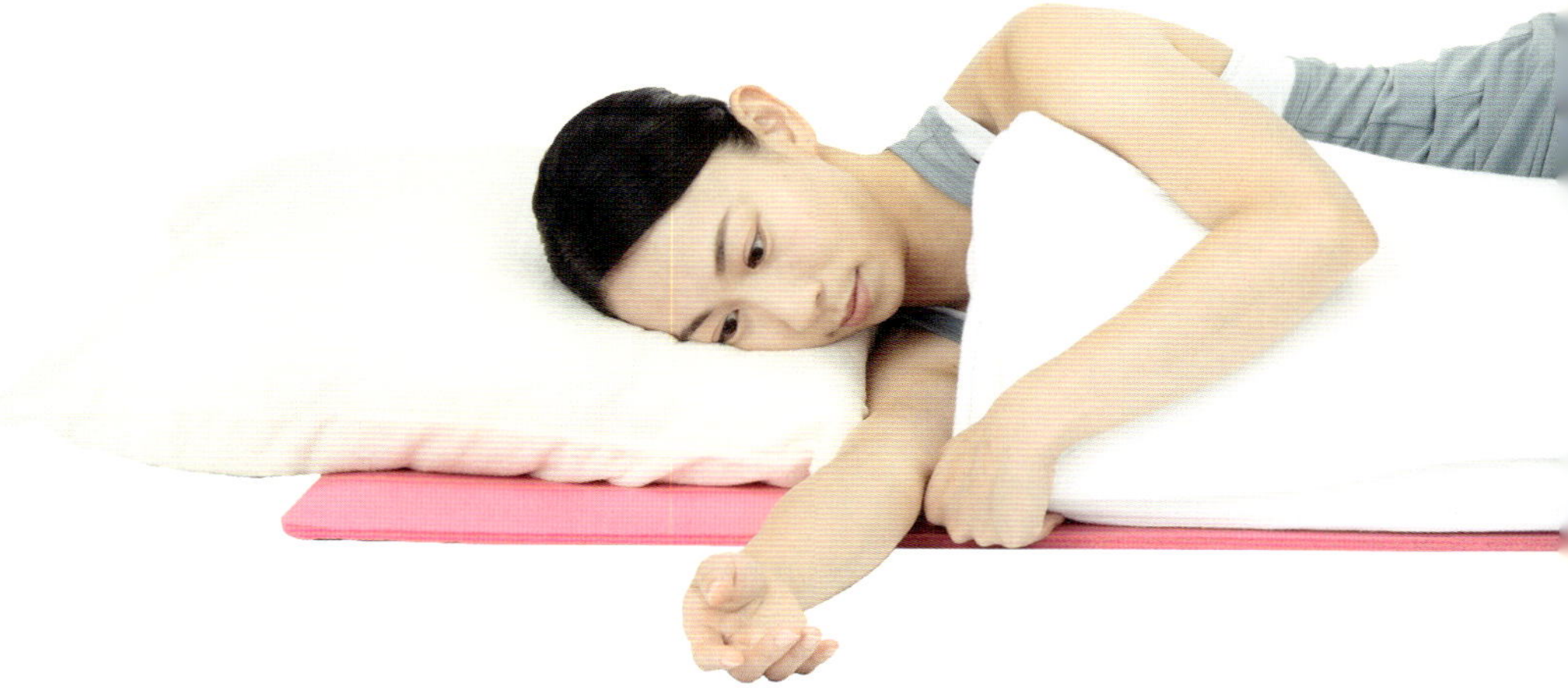

はじめは30秒、慣れてきたら1分間、半うつぶせ姿勢をキープ。

反対側を向いて同じように半うつぶせ姿勢になります。時間は同じです。

うつぶせ
実践のポイント

●基本的な考えとして、うつぶせ姿勢は「体のリセットポーズ」だと思ってください。姿勢がよくなることで効率的な呼吸ができるようになることが一番のメリットです。

●呼吸が深くなると、副交感神経が優位になってリラックスできるので、足の先までじわじわとあたたかくなり、眠ってしまう方も……。とはいえ、首や肩を痛める可能性があるため、ひとまず1～3分程度うつぶせになってから普段寝ている姿勢に戻り、睡眠に入ってください。

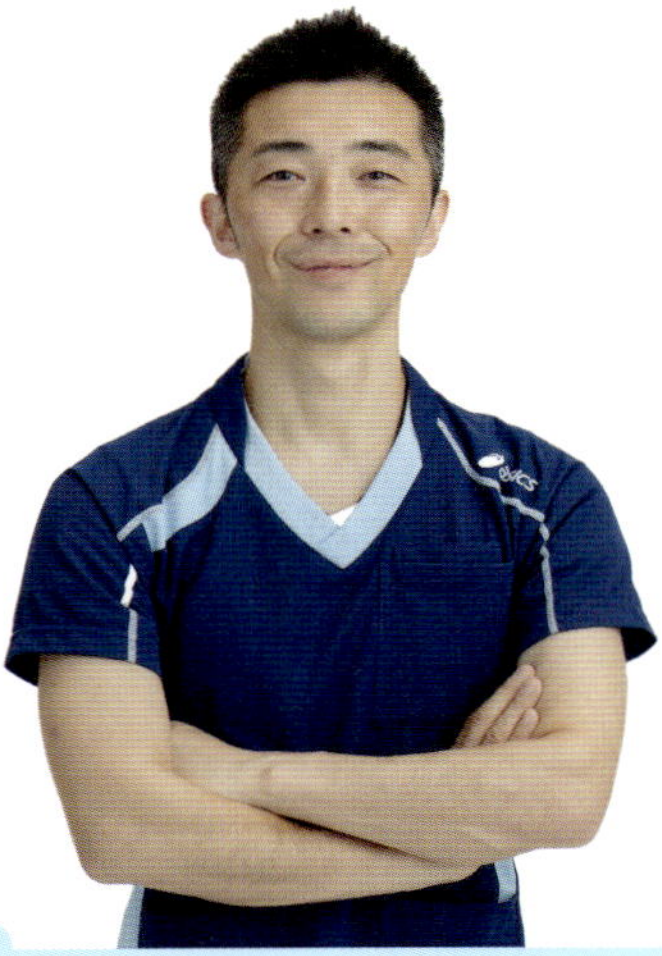

●朝晩だけでなく、日中でもうつぶせになることが可能なら、疲れやだるさを感じた時にこまめに行うと効果的です。

そもそもいい姿勢とは？

4つのポイントで理解できる理想的な姿勢とは？

そもそも、いい姿勢・悪い姿勢とはどんなものなのでしょうか？
理想の姿勢と言われている基準を知ると、修正や改善に向けての指標になります。
ポイントは次の4つです。

①足の重心はくるぶしのやや前方

かかとに重心がある場合は、後方重心といって姿勢が崩れやすくなります。そして何より腰への負担が大きくなります。

通常、かかとを上げると重心は親指の付け根にくると思いますが、かかとを下ろしても、つま先立ちした時の重心に近い位置にあると理想的です。

理想的な姿勢のための4つのポイント

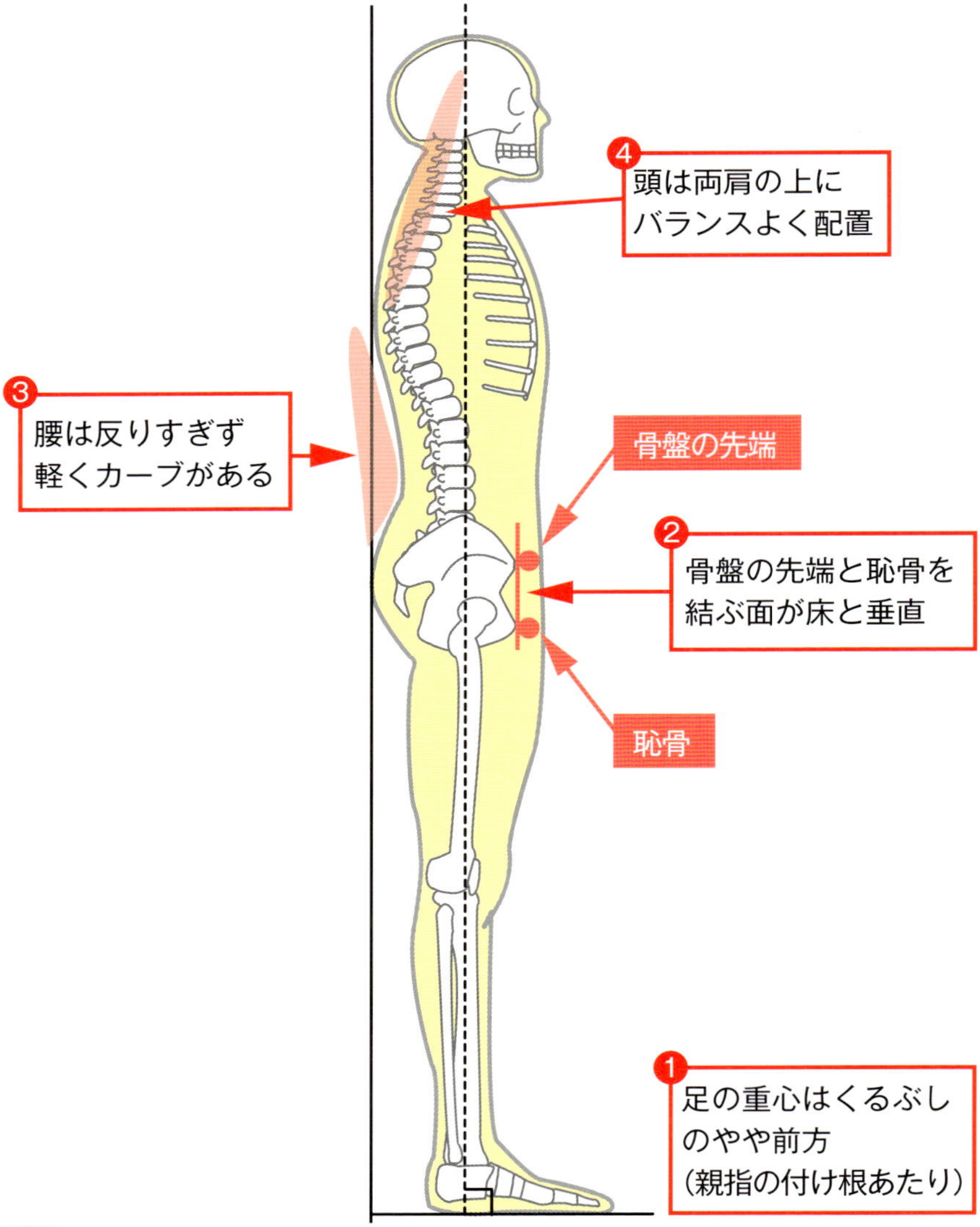
④
頭は両肩の上に
バランスよく配置
③
腰は反りすぎず
軽くカーブがある
骨盤の先端
②
骨盤の先端と恥骨を
結ぶ面が床と垂直
恥骨
①
足の重心はくるぶし
のやや前方
（親指の付け根あたり）

図1　竹井仁『正しく理想的な姿勢を取り戻す 姿勢の教科書』（ナツメ社）より改変

図2

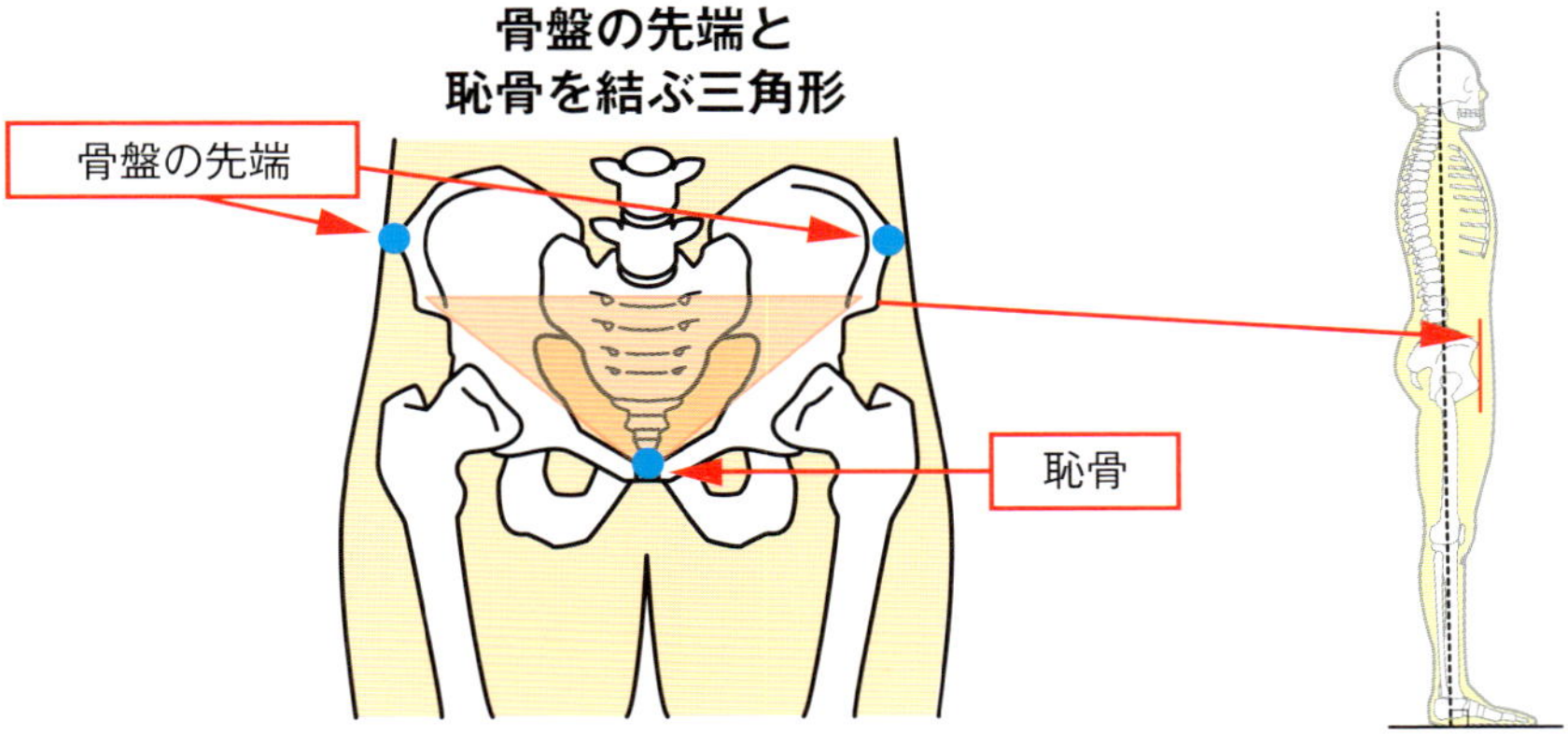

竹井仁『正しく理想的な姿勢を取り戻す　姿勢の教科書』（ナツメ社）より改変

②骨盤の先端と恥骨を結ぶ面が床と垂直

骨盤の先端は2か所ですが、前から見ると左右両方の骨盤に出っぱったところがあります。その2点と恥骨の1点を結んだ三角形の面が床と垂直であることが理想的です（図2）。

③腰は反りすぎず、軽くカーブがある

これは、②ができると自然にできるようになります。逆に言うと、②の状態になっていないと③にならないということになります。

ただし、過去に背骨を骨折したことがあったり、側《そく》弯《わん》や加齢による変性がいちじるしい場合はこの限りではありません。

以上3つのポイントをおさえると、図1のように腰に自然な前方への前弯《ぜんわん》（後ろに反るカーブ）ができます。

そして、このように骨盤と腰椎のポジションが決まることではじめて、背中あたりの弯曲のカーブも自然

図3

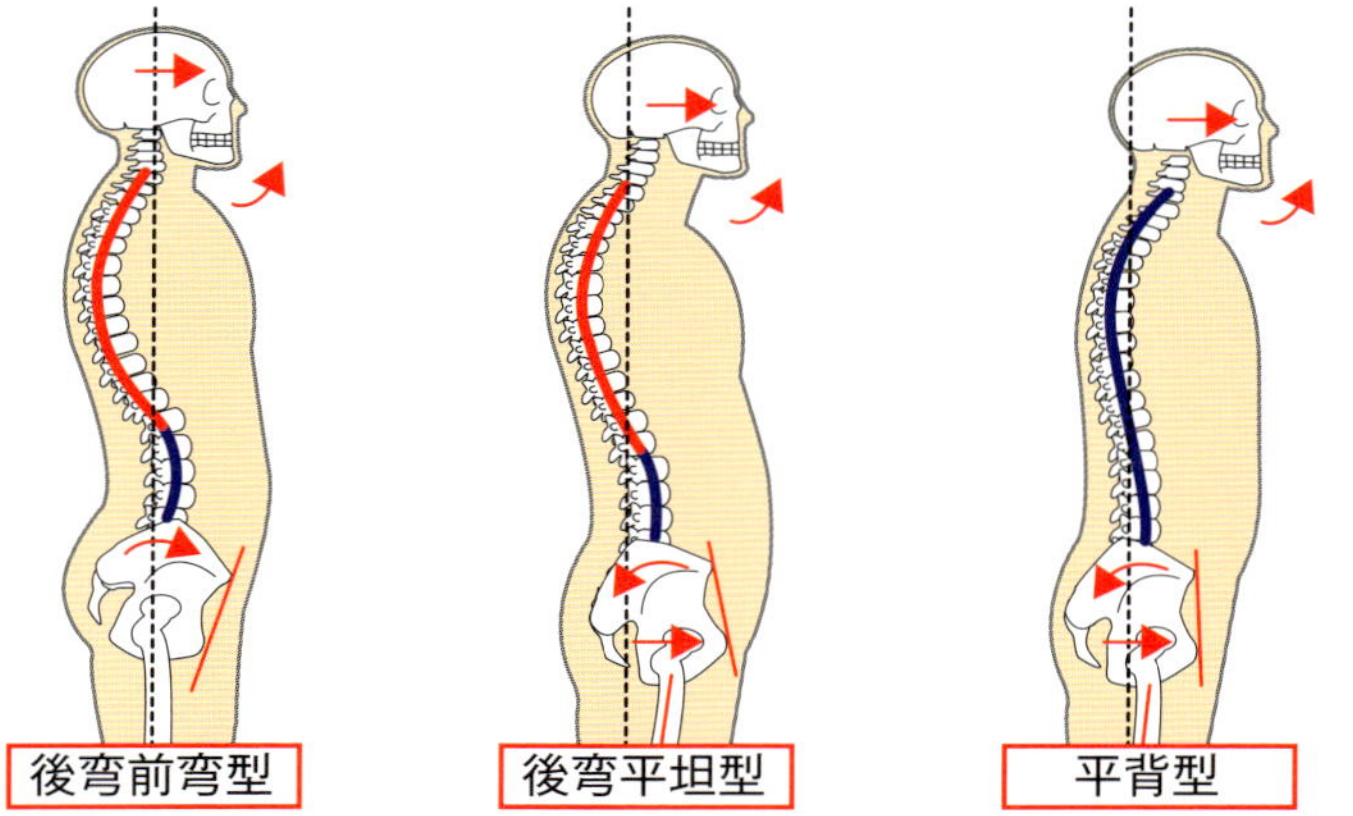

竹井仁『正しく理想的な姿勢を取り戻す　姿勢の教科書』（ナツメ社）より改変

になり、結果的に頸部の負担が軽減します。

骨盤・腰椎のポジションが決まると、次のメリットが得られます。

■体にかかる衝撃を吸収しやすくなる
■腹筋の力が入りやすくなる
（腹筋・背筋のバランスがいい）
■呼吸がしやすくなる

④頭は両肩の上にバランスよく配置

頸椎は胸椎の延長にあり、自然なカーブ（軽い前弯）を保ち、頭蓋骨が両肩の上にバランスよく位置するのが理想的です。

頸椎と胸椎に極端な角度がついたり、弯曲が失われると、頭部の位置に無理が生じます。また、図3を見るとわかるように、骨盤―腰椎―頸椎のつながりで頭部の位置が変化しているのがわかると思います。

さらに言えば、頭部にある耳の穴と、肩甲骨にある肩峰《けんぽう》という場所が一直線上にあることが理想的とされ

図4

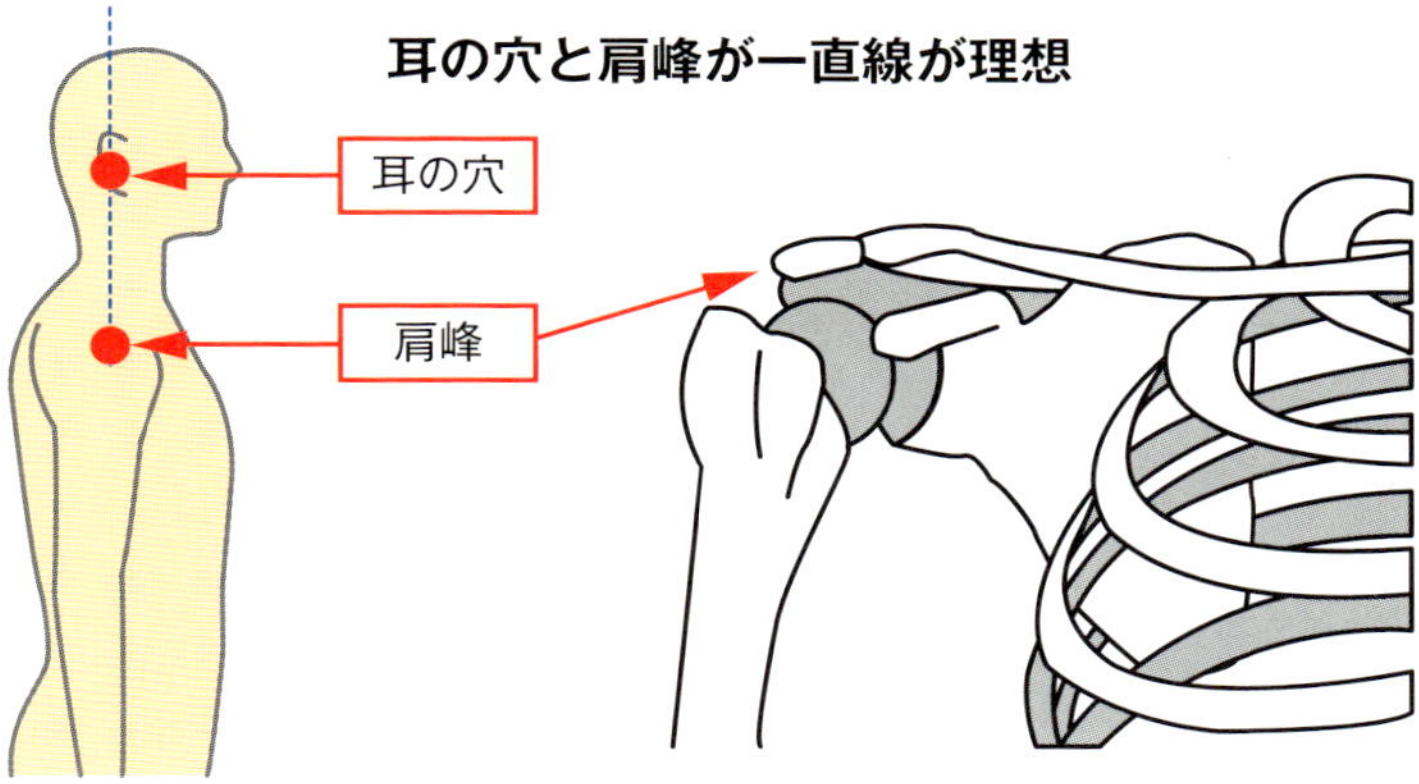

ています（図4）。

とはいえ、これらは決して単独で位置が決まっているのではなく、すべて骨や筋肉、筋膜、靭帯《じんたい》などいろいろなつながりがある中で互いに影響し合って形成されています。

そのため、どこか1か所だけでなく全体的に変化をさせていく必要があります。

ただし、あえて言うなら、骨盤の配置というのは取り組みやすく、また骨盤の配置が整うことで、骨盤―腰椎―頸椎と背骨全体を整えやすくなるでしょう。

誰でも簡単にできる！姿勢のセルフチェック法

「いい姿勢」に見えてもそうではない場合がある

自分の姿勢をセルフチェックするには、姿見を使ったり、スマートフォンで立ち姿を撮影するのも1つの手です。その時に、頭が前に出て、全体的に体が丸まっていないかを注意して見てください。

また、軍隊の「気をつけ」のように、肩甲骨をぐっと反らせて胸を張るのがいい姿勢だと勘違いしている人が多いので、その点も要注意です。まず長続きしません。肩甲骨を背中側に寄せすぎるこの姿勢では、背中や腰の筋肉が緊張する一方でお腹の力が入りにくくなります。すると腰がくだけやすくなるのです。一見いい姿勢のようでも、お腹に力が入らない分、肩や首、腰により負担がかかってしまいます。

姿勢において肩甲骨の位置はとても重要です。

いい姿勢をとるには、肩を上下に動かしてリラックスしてから、「前へならえ」

いい姿勢

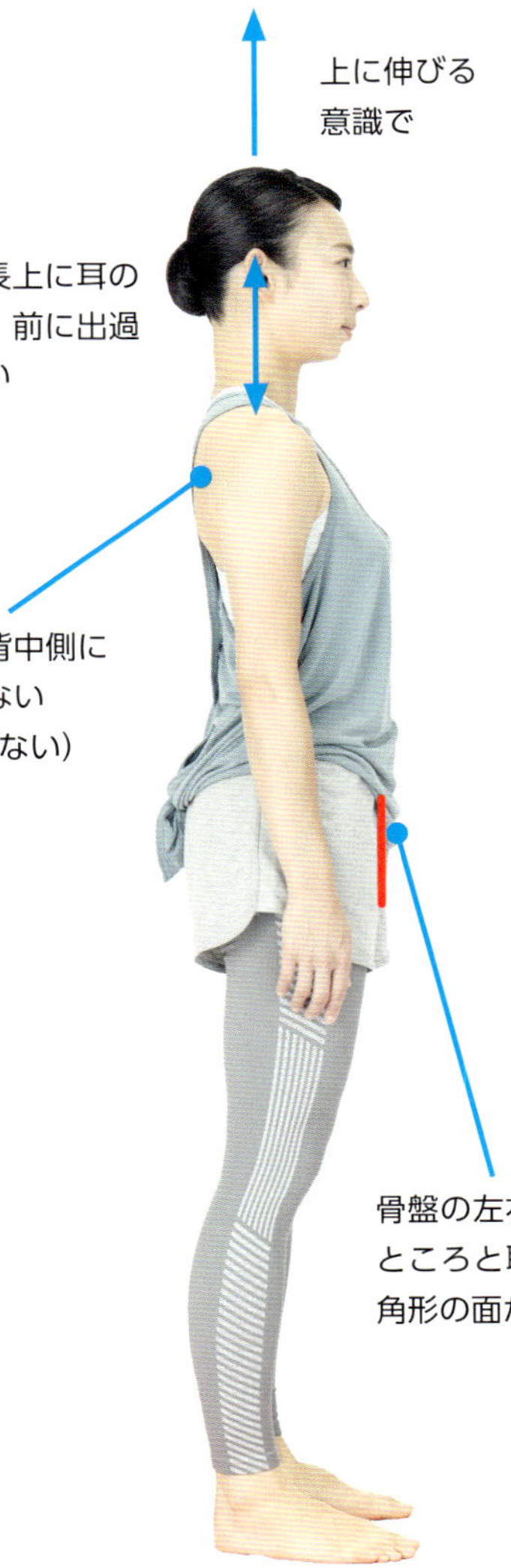
上に伸びる
意識で
肩峰の延長上に耳の
穴があり、前に出過
ぎていない
肩甲骨は背中側に
寄せすぎない
(反りすぎない)
骨盤の左右の出っ張った
ところと恥骨を結んだ三
角形の面が床と垂直

悪い姿勢

背中が丸まり
すぎている。
反対に反りす
ぎていても
NG！

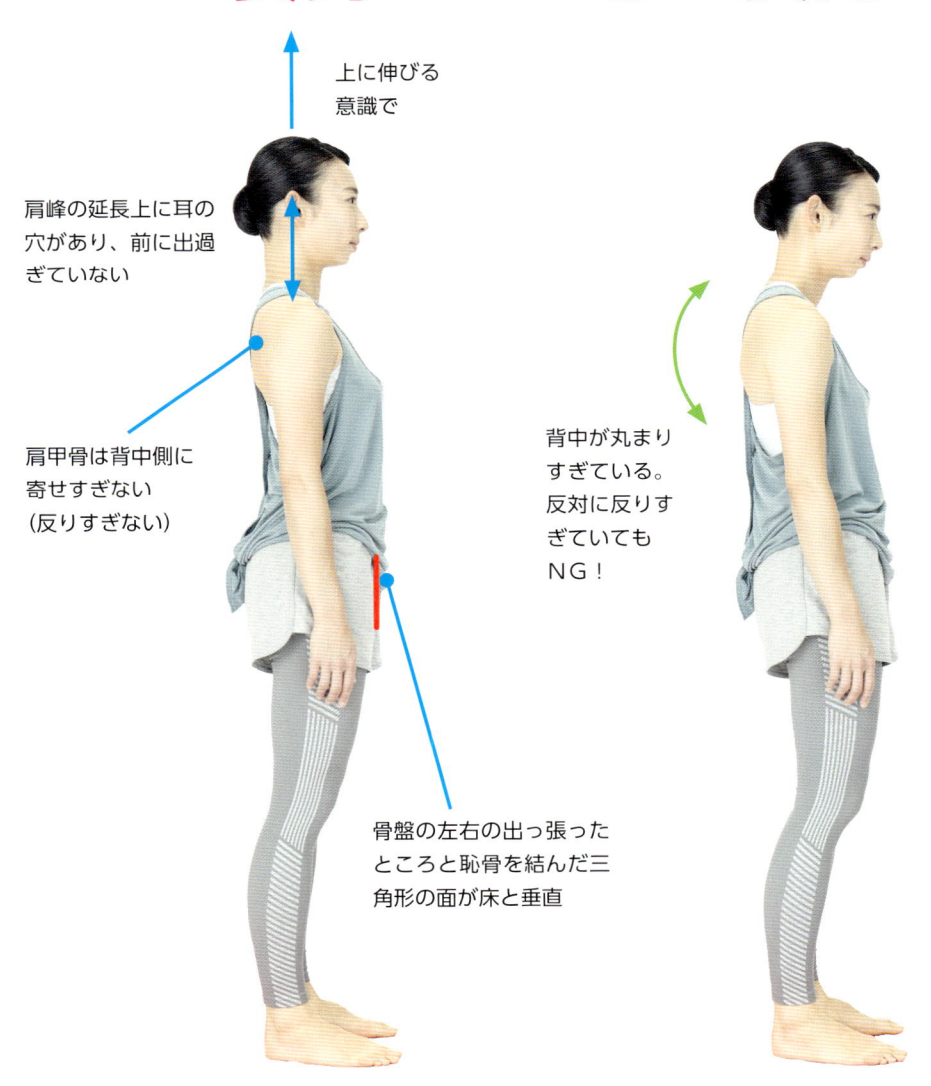

※「いい姿勢」とは、無理がなく、機能的であり、なおかつ疲れにくい姿勢です。

のように肩甲骨を一度少し前に出してください。するとお腹に勝手に力が入ります。そのお腹が引き締まった状態を感じながら、自然にふわっと手を下ろした姿勢が、骨盤が一番安定するポジションになります。

重心は、背伸びをしてかかとを上げた時にぴたっと止まることのできる場所が理想の位置です。この時に肩甲骨が反りすぎているとバランスが取れずによろけてしまうので、これもセルフチェックのポイントになるでしょう。

いい姿勢のまま日常を送るのは難しいでしょうが、まずは思い出した時だけでも姿勢に意識を向けてください。いい姿勢とは腹筋と背筋のバランスが一番取れるところなので、いい姿勢を取ろうとするほど筋力がつき、キープもしやすくなります。

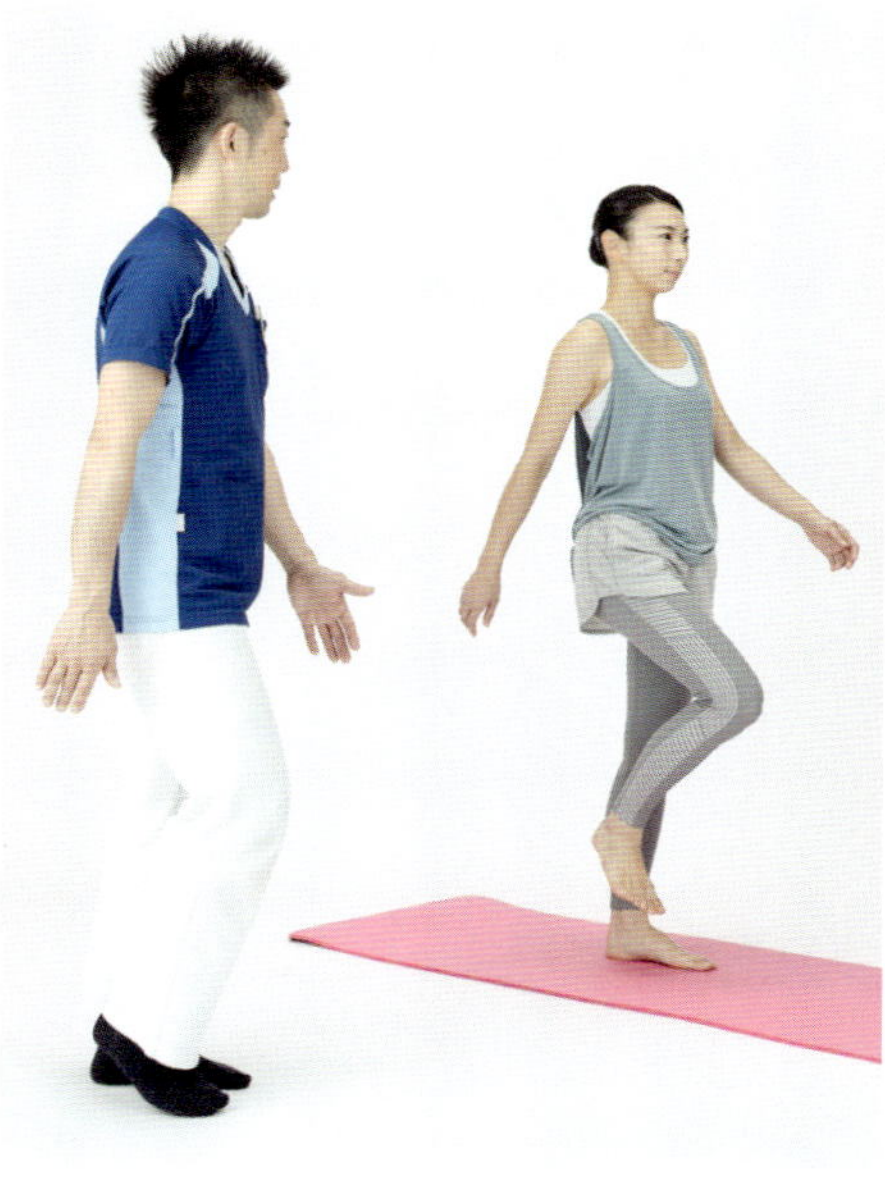

実際の私の施術では、写真のように普段の立ち姿を真横から見たり、足踏みしていただいたりして、その方の姿勢や体のゆがみをチェックしています。

うつぶせで理想的な呼吸に近づく！

呼吸と姿勢は連動している

ここまで、うつぶせが呼吸や姿勢にいい影響を与えるということをお伝えしてきましたが、「呼吸」と「姿勢」はそれぞれが独立しているわけではなく、常に連動しています。

医学的な論文を紐解いても、姿勢が悪くなると肺への空気の出入りが悪くなる、あるいは肺活量が少なくなるなど、「呼吸と姿勢」を関連づける報告がたくさん出ています。

そこに深く関わっているのが肋骨の動きです。肋骨は上下・前後・左右と立体的に動いており、理想的な呼吸ができていれば胸や背中は膨らむような動きをします。ところが、姿勢が悪い人の多くはこの肋骨が固まっているために膨らまず、浅い呼吸となっているのです。

呼吸と肋骨の動きが大切!!

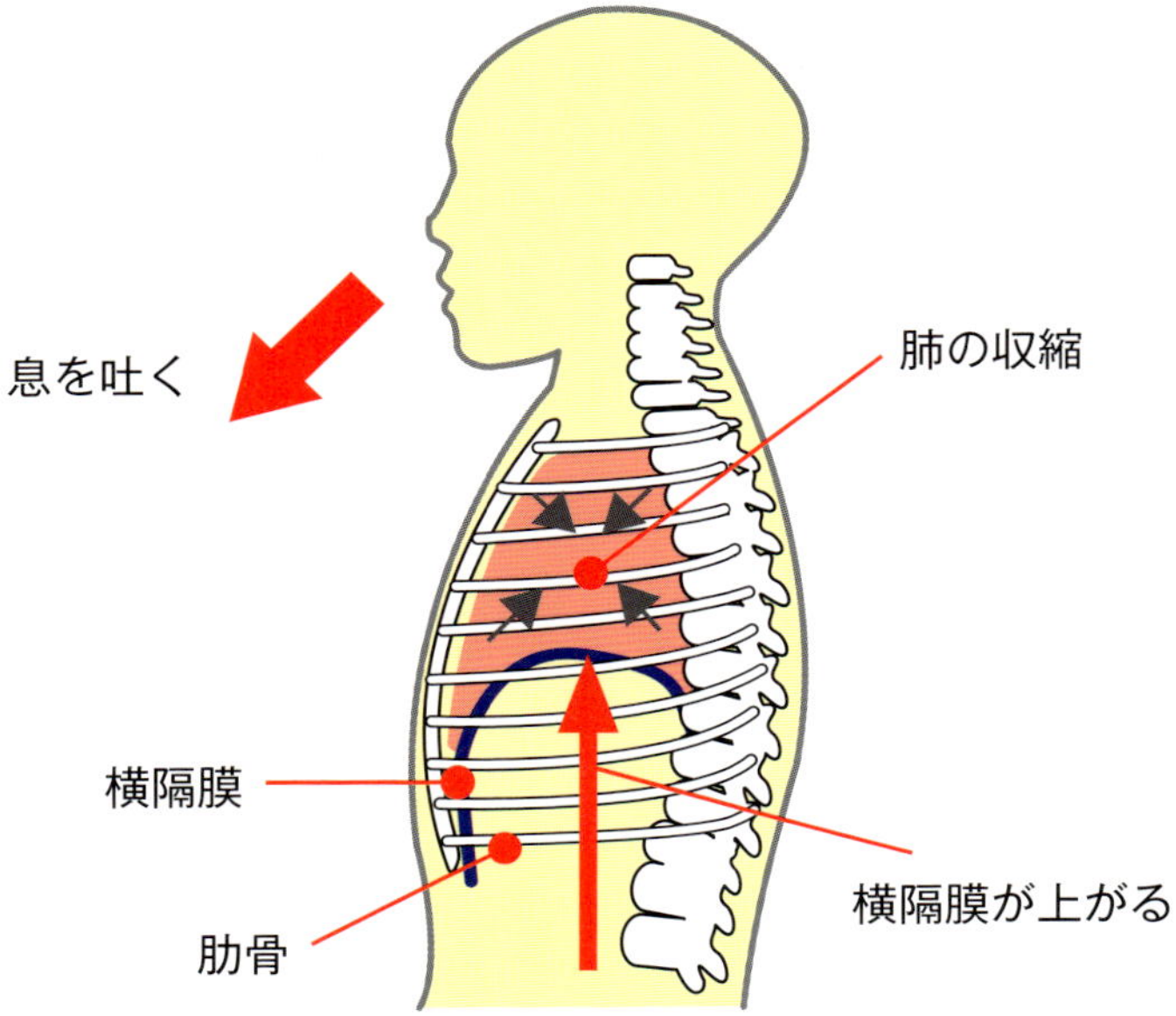

息を吐く
肺の収縮
横隔膜
横隔膜が上がる
肋骨

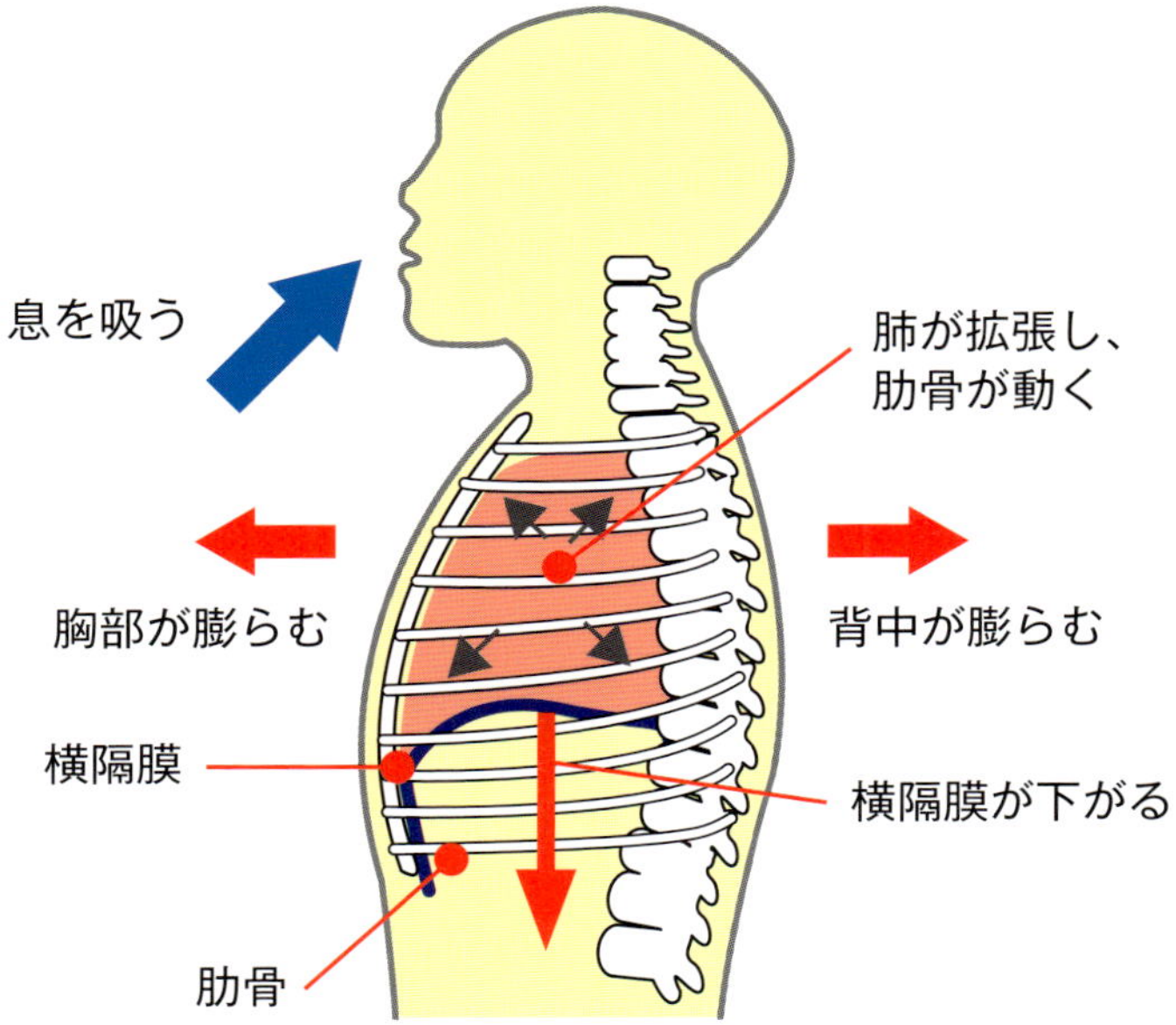

息を吸う
肺が拡張し、
肋骨が動く
胸部が膨らむ
背中が膨らむ
横隔膜
横隔膜が下がる
肋骨

肋骨にはさまざまな筋肉がついていますが、胸部の周囲にだけついているわけではありません。肋骨から骨盤にかけて腹直筋や外腹斜筋、内腹斜筋といったお腹まわりの筋肉が下腹部から骨盤まわりのかなり広い範囲についていて、これらの筋肉も呼吸に関わっています。

肋骨と骨盤の距離が重要で、近すぎても遠すぎても腹筋はゆるむ傾向にあります※。腹筋がゆるむと姿勢を保つ能力が低下し、背骨への負担が増えたり、呼吸がしづらくなったりしてしまいます。

実際に私が理学療法士として多くの寝たきり患者さんに接してきた経験から言っても、猫背で首や背中が固まっている人の多くは肋骨と骨盤が近づき、お腹の筋肉がまったく伸びませんでした。

そこで、肋骨と骨盤の間に適度な距離をつくり、お腹の筋肉に効率的な筋収縮を起こす意味で、〝うつぶせになってお腹を伸ばすこと〟が効果を発揮するのです。

少しわかりにくいので、呼吸と姿勢に対する効果をそれぞれ分けて解説していきましょう。

《呼吸に関して言えば…》

うつぶせになってお腹を伸ばすと、体重圧によってお腹の動きが制限（抑制）されることになります。すると、吸った空気はお腹より上の上半身に逃げるしかなくなるため、肋骨が動き、胸や背中がしっかりと膨らむ呼吸になります。この理論は

※このメカニズムは生体長といって、人間の体の各関節、筋肉がもっともパフォーマンスを発揮するには、適度な距離が必要であることを意味しています。筋肉は骨から骨についているため、肋骨と骨盤が近すぎると筋肉は緩んでしまい、また、遠すぎても緊張が起こってしまいます。

喘息の急性症状に対する処置にも使われており、医学的にも理にかなった方法です。

《姿勢に関して言えば…》

うつぶせになってお腹を伸ばすと、お腹まわりに力を入れやすい状態になり、そこにつく肋骨の動きもよくなります。

肋骨がしっかり広がることが背骨(胸椎)を伸ばす方向に働き、同時に肋骨につく背中周辺の固まっていた筋肉が動きやすくなります。それによって固まっていた背中を伸ばしやすくなります。

この2つが連動しながら同時に起こります。簡単にいえば、「お腹を伸ばすことで、胸が広がる」とイメージしていただければいいでしょう。

肋骨が広がることをイメージ!

深い呼吸と言うと、みなさん一般的に「腹式呼吸」をイメージされる方が多いと思います。ただし、この腹式呼吸、解剖学的には「横隔膜呼吸」ともいわれています。

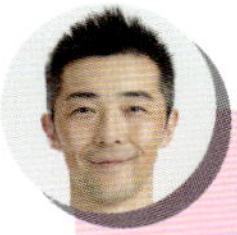

データでも明らかになった お腹伸ばしによる猫背指数軽減

ストレッチに関する海外の本にも猫背軽減のためにお腹を伸ばす手技があります。私自身も猫背に関する研究や臨床を重ねた結果、うつぶせ姿勢でお腹を伸ばすことで猫背指数が軽減したというデータを学会に報告しました。これが、うつぶせを強くみなさんに薦めるようになった私の原点になっています。

呼吸というのは肋骨が広がると同時に横隔膜が下がることで肺に空気が入り、横隔膜が上がることで空気が吐き出される仕組みです。横隔膜は肋骨と背骨を渡すようについているため、効率的に呼吸するには肋骨全体が広がるように動かなくてはいけません。

腹式呼吸の一番の盲点は、〝腹式〟という名前につられて、お腹さえ膨らませればいいと思ってしまう人が多いということです。

私のサロンにいらっしゃるお客様の中にも、お腹が膨らんでいるから自分はきちんと呼吸ができていると思い込んでいて、実際は正しい呼吸になっていないという人が圧倒的に多いのです。

お腹を膨らますことだけに意識を集中すると、肋骨があまり動かなくなるので深い呼吸になりません。極端に言えば、息を止めてもお腹を動かすことはできてしまうくらいですから、腹式呼吸＝お腹の動きだけを意識すればいいと勘違いしてしまうと、いつまでたってもいい呼吸にはつながりません。

理想的な呼吸のためには、お腹だけではなく、もう少し上にある横隔膜も意識してください。とはいえ、横隔膜を意識するのは難しいと思いますので、肋骨が広がる呼吸をイメージするといいでしょう。

うつぶせになると、それだけでお腹を膨らませにくくなります。その状態で肋骨を広げる意識をすると、誰でも簡単に理想的な本来の呼吸ができるはずです。

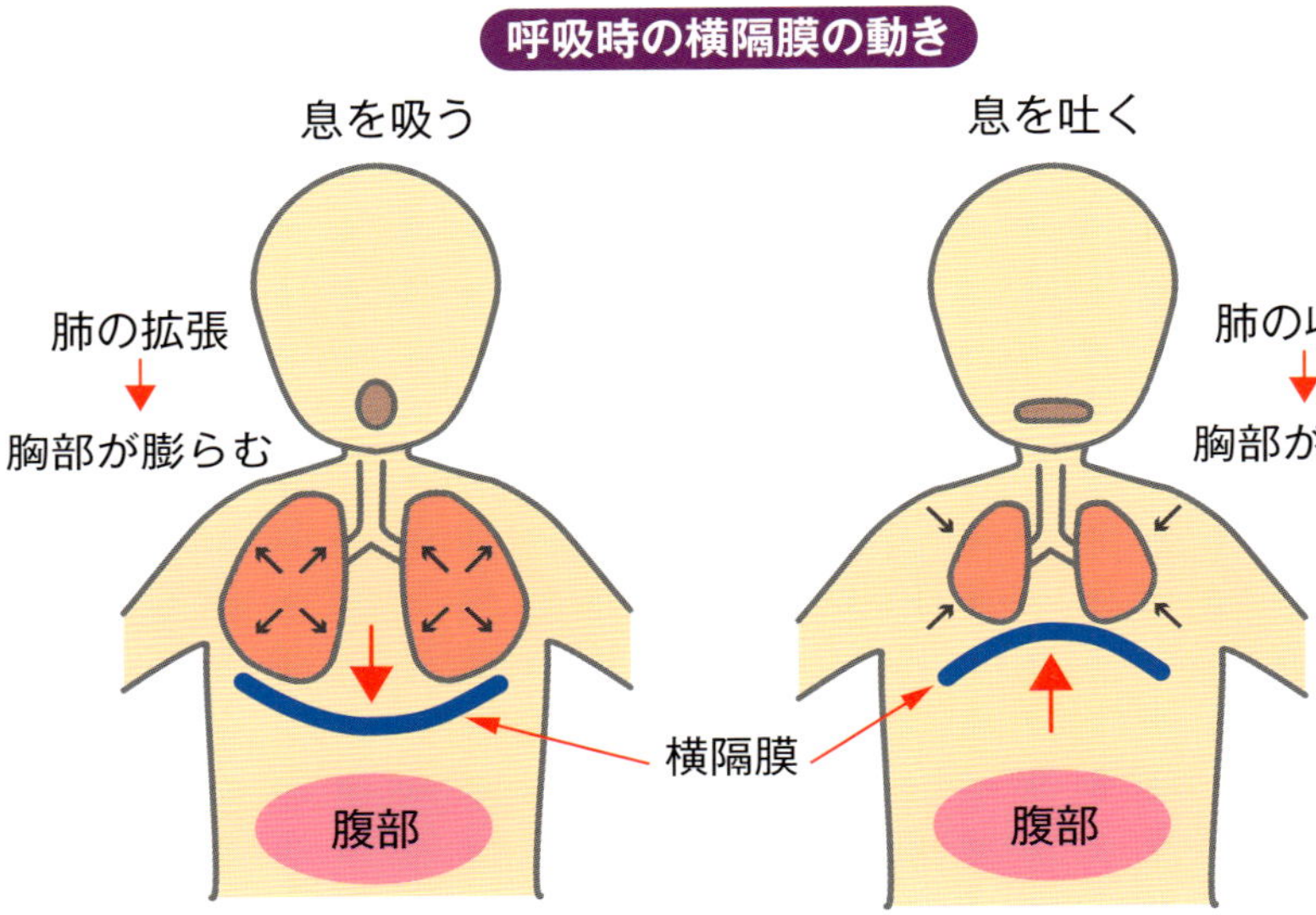
呼吸時の横隔膜の動き
息を吸う
息を吐く
肺の拡張
胸部が膨らむ
肺の収縮
胸部が縮む
横隔膜
腹部
腹部

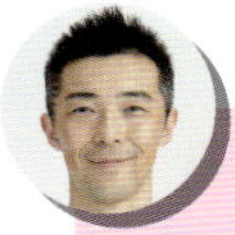

くびれをつくるのにも効果的な横隔膜呼吸

ウエストを引き締め、くびれをつくるためにも、肋骨を意識した横隔膜呼吸は効果的です。肋骨が動く呼吸をすると、肋骨から骨盤にかけてついている腹直筋や外腹斜筋、内腹斜筋など、お腹まわりの筋肉を常に動かすことになります。

ということは筋肉が活性化し、脂肪燃焼の効果が期待できるのです。逆にお腹を膨らませる呼吸は、腹筋がゆるんでしまい、お腹が出やすくなってしまうので注意が必要です。

うつぶせは体幹を鍛える

猫背の原因の半数は筋力低下にある

病院のリハビリ現場では、座ったり歩いたりすることはできても、自分ひとりではうつぶせになれない患者さんが多くいます。これは、うつぶせになるためは、座ったり歩いたりするよりも多くの関節可動域や体幹筋力（腹筋、背筋力）が必要であることを意味しています。

うつぶせになるには、ひざをついて四つ這いになってからうつぶせになる方法か、仰向けから一度横向きになって、うつぶせになる方法があります。どちらの動きにも、歩行や起き上がり、立ち上がりなどの日常生活に必要な体幹筋力が必要です。うつぶせを日常的に行うことで自然と体幹筋力を鍛えることができるのです。

高齢者の猫背の原因には、骨粗しょう症などによる椎体《ついたい》の変形や骨折、靭帯・椎間板の変性※、生活習慣による持続的な屈曲姿勢など複数の要因がありますが、その

※椎間板の変性とは、椎骨と椎骨との間にある円板状の軟骨がつぶれてしまうことを指します。

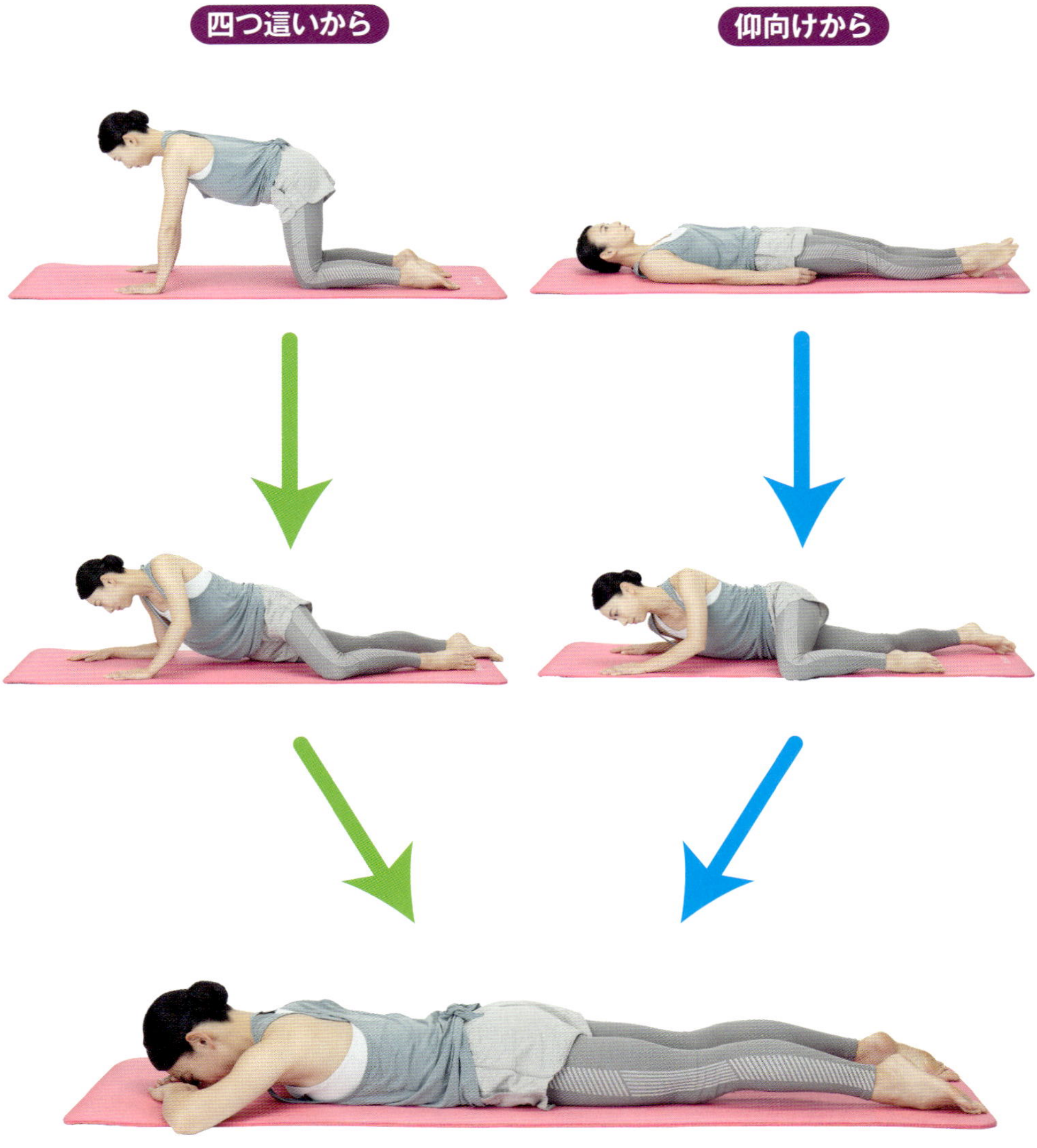
四つ這いから
仰向けから

うち約半数は骨粗しょう症などによる椎体骨折が原因とされています。背骨は椎骨《ついこつ》と呼ばれる骨が連結したもので、これが関節のように動くことで上体の運動を可能にさせているのですが、椎体とは椎骨の円柱状の部分で、ここに年齢とともにひびが入ったり、つぶれて伸びなくなってしまうのが椎体骨折です。

他の猫背の原因は何かというと、背筋群、腹筋群の筋力低下です。ということは、筋力の強化によって猫背の半数はよくなる可能性が出てくることを意味します。その意味でも、うつぶせによる筋力強化ははずせないポイントと言えるでしょう。

人間の成長・発達は「うつぶせ」から始まる

赤ちゃんの発達を例にしてみましょう。生まれたばかりの赤ちゃんは首がすわっていないので、自力で頭を支えることができません。

赤ちゃんはまず、仰向けで寝ている時に、首を少しずつ左右に動かすようになります。

首の筋肉がついてくると、うつぶせにした時に自分で首を持ち上げようとします。

首をまっすぐ保てるようになると、音がする方向に顔を向けることができるようになります。

うつぶせの状態で首を持ち上げる時間が長くなると、少しずつ「首すわり」が完成していきます。最終的には赤ちゃんが自分で頭の動きをコントロールできるようになります。

その後、お座りとほぼ同時期に寝返りができるようになり、自力でうつぶせになって頭を上げるようになります。そこではじめて赤ちゃんは自分で動けるようになり、ずり這い、四つ這い、ハイハイ、つかまり立ち、歩行、というように活動範囲が広がっていきます。

このように赤ちゃんの発達から見ても、うつぶせは自分で動けるようになるための一番大事なステップと言えます。うつぶせをせずに歩けるようになる赤ちゃんは一人もいません。つまり、人間の成長・発達のベースにあたるのが「うつぶせ姿勢」なのです。

うつぶせになるには背骨や股関節、肩などのある程度の可動域と筋力が必要で、難なくうつぶせができるということは、日常生活を送るための基本的な動作能力があると言えます。

つまり、うつぶせは日常生活に必要な可動域と筋力をつける重要な体位なのです。

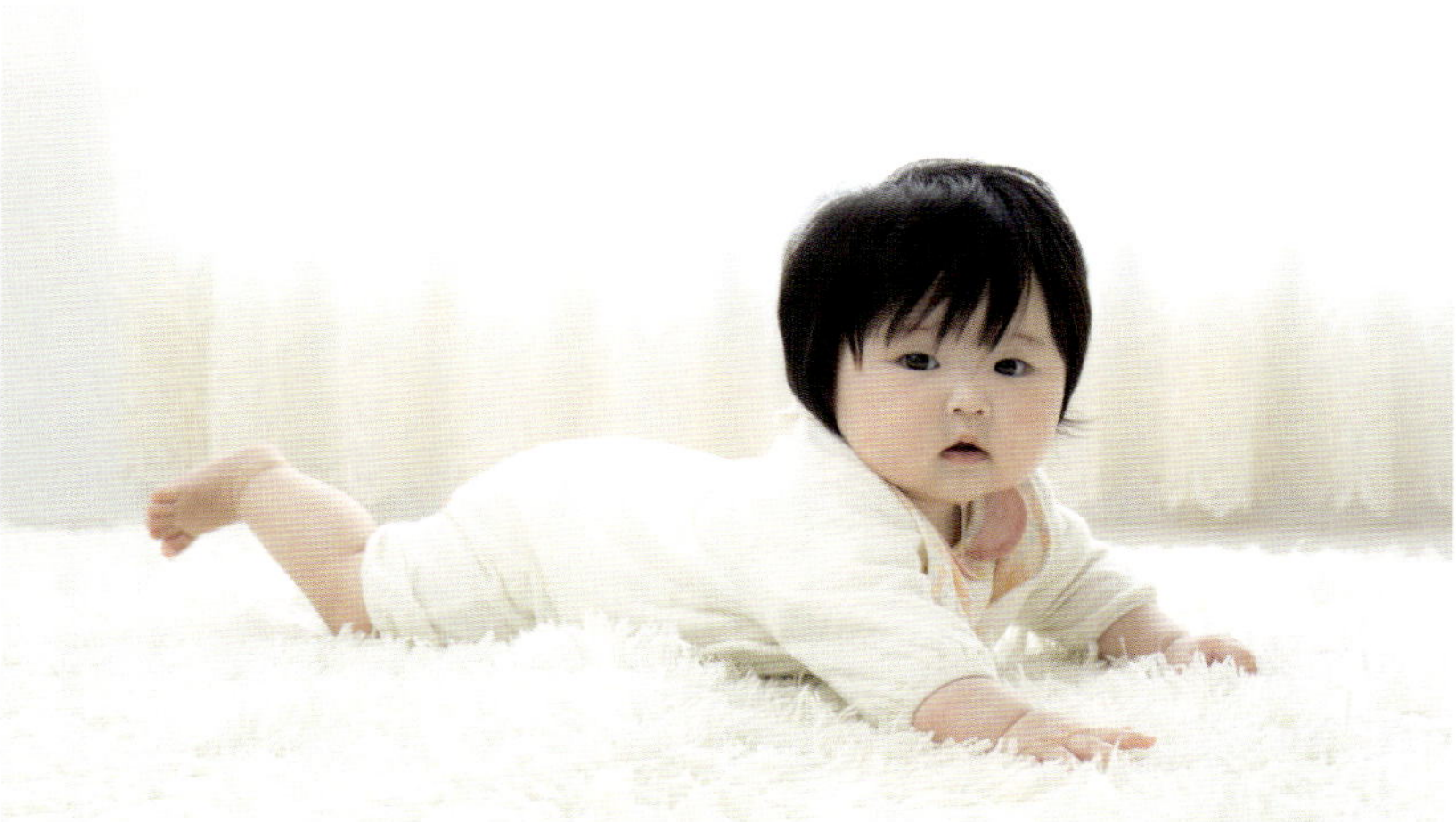

うつぶせで歩行が改善

股関節が伸び、歩幅が広がる

高齢者の多くは姿勢が悪く、股関節が曲がった状態になるため、足を後ろに伸ばす力が弱まっていきます。

すると、お尻の筋肉である臀筋《でんきん》をあまり使わなくなり、代わりに太ももの前の部分である大腿前面の筋肉を使うようになります。

大腿前面の筋肉（大腿四頭筋が代表的）をよく使うようになります。大腿前面の筋肉はスクワットや立ち座りをするのに重要な働きをしますが、歩行に関してはブレーキの役割をします。

お尻の筋力が低下して太ももが強化されすぎると、結果として歩行の推進力が低下してしまうのです。そのため歩幅が小さくなり、歩行効率そのものが低下してしまいます。

うつぶせになると股関節が伸びるため、足を後ろに伸ばす力が入りやすくなりま

歩行時に特に必要な可動領域

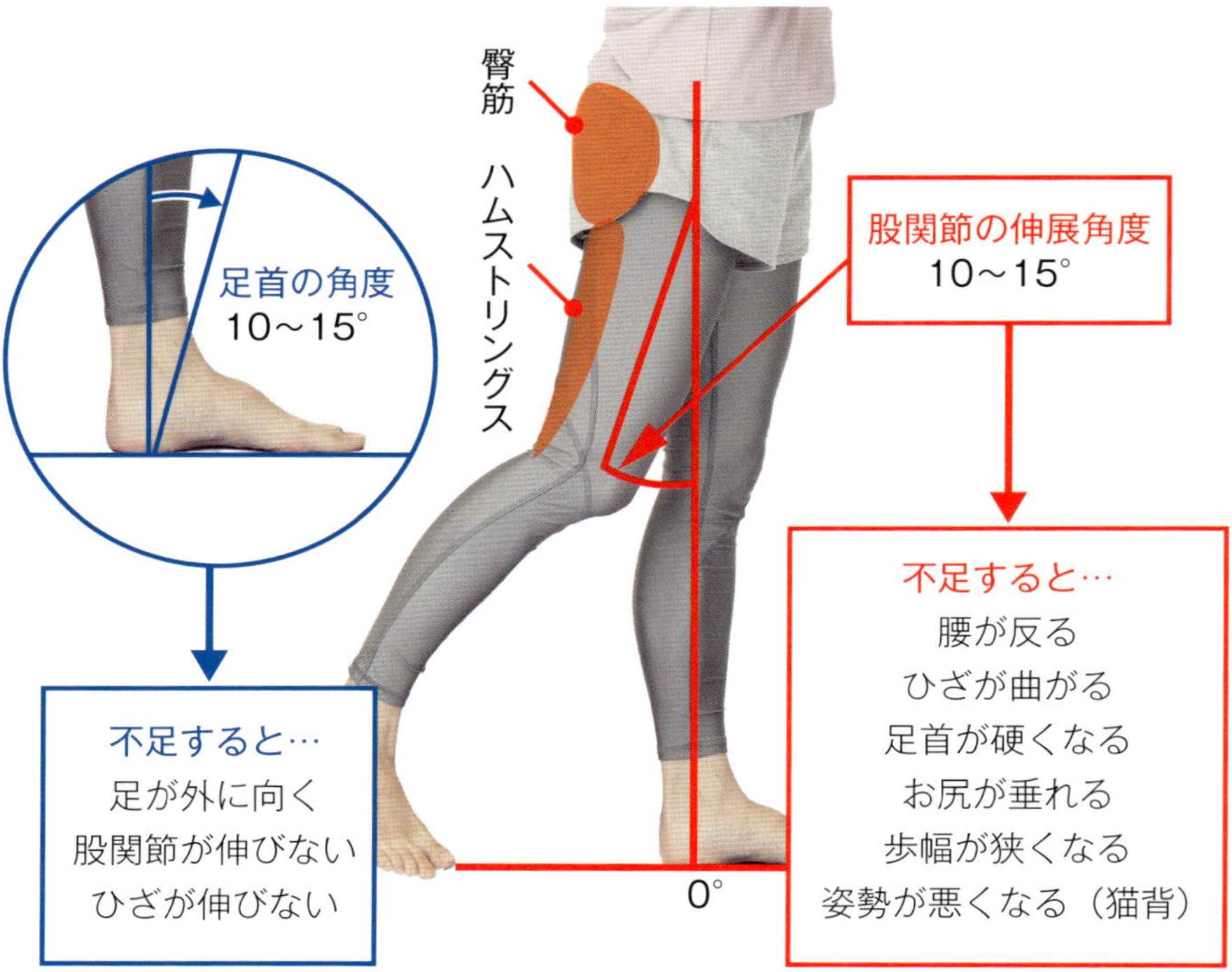

臀筋
ハムストリングス
足首の角度
10～15°
股関節の伸展角度
10～15°
0°
不足すると…
足が外に向く
股関節が伸びない
ひざが伸びない
不足すると…
腰が反る
ひざが曲がる
足首が硬くなる
お尻が垂れる
歩幅が狭くなる
姿勢が悪くなる（猫背）

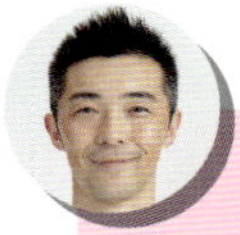

代償動作として起こるさまざまな不調

股関節の伸展（足をうしろに伸ばす）角度が不足すると、それを補ってバランスを取ろうとする「代償」という動作が起こります。

それが、腰が反る、ひざが曲がる、足首が硬くなる、お尻が垂れる、歩幅が狭くなる、姿勢が悪くなる、というものです。

ひざを曲げて歩くお年寄りが多いのも、この代償動作の表れ。その場合、曲がっているひざだけを改善すればいいわけではなく、おおもとになっている股関節の伸展を改善する必要があるのです。

す。これにより臀筋やハムストリングスという大腿の後ろ側にある筋肉を使うことで、歩幅も広がります。

これがうつぶせが歩行の改善につながる理由です。

さらに臀筋は体のバランス能力とも関係していて、ここを鍛えることで寝たきりのきっかけにもなる転倒防止が期待できます。

歩行時の理想的な股関節の伸展角度（足を後ろに伸ばす角度）は10～15度と言われています。

同時に、足首を甲の方向に反らせる角度（足背屈角度）も10～15度です。

歩行困難に陥っている人の股関節の伸展角度は0度かそれ以下（まっすぐに立つことができず、足を後ろに伸ばせない）になっていることが多く、歩行リハビリの際、理学療法士としては何とかしてこの0度を少しでも広げるように努めます。

とはいえ、歩幅が狭いのはいまや高齢者だけの問題ではありません。街で観察すると、若い人でもひざを曲げて内股気味で歩いている人がとても多いことに気づくはずです。

誤嚥性肺炎を予防する

カギになるのは「首が正しい位置にあるか?」

近年、肺炎による死亡率が上がってきています。

死因別に見た死亡率は、第1位が悪性新生物(がん)、2位が心疾患、3位が肺炎となっています(厚生労働白書　平成24年度人口動態統計月報年計より)。

平成29年度の厚生労働白書人口動態統計月報年計では、死因が肺炎(5位)と誤嚥性肺炎(7位)とに分けられましたが、これらを合計すれば変わらず死因別死亡率の3位です。

誤嚥性肺炎とは、食べ物や飲み物、唾液などが気管に入ってしまい、それが原因で起こる肺炎のことです。

高齢者や猫背で頭が前に出ている人が仰向けになると、顎が上がりやすくなります。舌根《ぜっこん》が下がり人工呼吸の気道確保のような体位になるため、気道に流入しやすい状況、すなわち誤嚥しやすくなります。

うつぶせになると顎を引きながらうつむくことになるので、気道に角度がつき、誤嚥を予防できます。

私は病院勤務時代、誤嚥性肺炎の患者さんのためにうつぶせでの腹《ふく》臥《が》位《い》療法を数多く行ってきました。

痰を動かす大事な要素の1つに「換気」（血液がCO_2を肺胞《はいほう》に放出し、それが呼吸によって体外に出されること）といって空気の出し入れをすることがあります。

23ページでも触れたように、うつぶせになって背中を開放することで、肋骨が動きやすくなるため、換気が促進されて痰が出やすくなります。

今は誤嚥の心配はないという人でも、構造的に首はうつむきやすく、年齢を重ねるごとに飲み込みにくくなります。

うつぶせで姿勢が改善されると首の動く範囲が広がります。首が正しい位置にくることで、嚥下筋が働きやすくなるので、将来的な誤嚥予防の意味でも早くからのうつぶせ習慣が大切なのです。

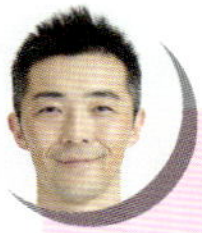

うつぶせは自覚のない誤嚥にも効果的

誤嚥というと、せき込んだり、むせたりするイメージがあると思います。

ところが、誤嚥性肺炎の要因には、むせなかったり、睡眠時などに本人の自覚のないまま、唾液や鼻汁、胃液などが気管に入って誤嚥する「不《ふ》顕性《けんせい》誤嚥」が案外多いと言われています。

うつぶせになると重力によって唾液が下に落ちるため、気管に流入することがなく、この不顕性誤嚥の予防にも効果的です。

医師の立場から考える、うつぶせはなぜ体にいい？

医療法人社団岡田整形外科　おかだ整形外科理事長　整形外科専門医・医学博士
岡田欣之先生

背中がひどく曲がっている人に画期的な方法

呼吸の改善もそうですが、「姿勢改善のためにうつぶせになりましょう」というのは今までになかった概念です。

年齢を重ねてくると、どうしても後弯《こうわん》といって背中が前に曲がっていく人が多いのが現状で、後弯をどう制御するかがとても重要になってきます。医師としてもそれはわかっているのですが、「姿勢をよくしましょう」というようなことしか言えませんでした。姿勢に関しては理学療法士のほうが専門家です。その経験から生まれたこの方法は、とても具体的でいいのではないかと思います。

整形外科の外来に来る患者さんの中には、ひどい肩こりで肩が上がらないという人が多くいます。整形外科医は、体をレントゲンで横から見た時に第一頸椎・第一胸椎・第一腰椎・第一仙骨が一直線に並ぶのがいい姿勢だと考えますが、肩や首が痛い人のほとんどが前にずれています。つまり、横から見ると背中が極端に曲がっ

岡田欣之（おかだ・よしゆき）先生

杏林大学医学部卒業、神戸大学大学院医学系研究科整形外科学講座博士課程修了。医学博士。神戸大学医学部整形外科学教室入局、国立病院機構神戸医療センター、国立病院機構兵庫中央病院、兵庫県立がんセンター、六甲病院、六甲アイランド病院、公立和田山病院などの関連病院を経て、2011年より兵庫県立西宮病院医長。2017年より現職。

ているのです。

曲がった背骨を、うつぶせになってまっすぐにするというのは非常にいい考え方ではないでしょうか。実際は仰向けでも同じ効果がありますが、体が前向きに曲がり、さらに硬くなっているような人の場合、体がシーソーのようになってしまって難しいはずです。そういった人でもうつぶせならできますし、胸部が上下に広がるため、しなっている部分が広がってくるはずです。背中がひどく曲がってしまっている人にとっては画期的な方法と言えるでしょう。

注意点としては、うつぶせのまま寝てしまわないことです。うつぶせで呼吸しようとすると、顔を必ずどちらかに向けなければなりません。首を伸ばした状態になっているので、そのまま何時間も寝てしまうと首に負担がかかる可能性があります。また、マットレスの加減にもよりますが、うつぶせの姿勢になると、反り腰の人はそれがさらにきつくなるという人もいるでしょう。そういう方は特に、長時間うつぶせにならないように注意してください。

私としては、うつぶせは柔らかすぎず、できるだけやや硬めの場所で行うことをおすすめします。特に、うつぶせになるのが大変な高齢者が柔らかい布団や低反発の沈み込むようなマットレスの上でうつぶせになろうとすると、手がぐらついてより筋力が必要になってきます。当然、無理をすれば手首を痛めやすくなります。

年齢が若く、健康な人にはまったく問題ありませんが、普段うつぶせにまったくならないという人や高齢の方は無理をせず、慎重に行っていただければと思います。

まりこ中町内科院長　総合内科専門医・医学博士
岡田真理子先生

深く、いい呼吸で自律神経が整う

うつぶせがなぜ体にいいのかを内科医の立場から考えてみると、まず1つ目として、自律神経が整うということが言えるでしょう。

うつぶせになると、普段は使わない肺の部分に空気が入ります。これにより深く、いい呼吸になるので、リラックスした状態になるのです。

副交感神経は体の緊張を取る神経です。体の緊張が取れるということは自律神経のバランスが整うということです。

交感神経と副交感神経はよく、車のアクセルとブレーキにたとえられます。そのバランスが人の体にとっては非常に重要なのですが、忙しく過ごす現代人の日常は常にアクセルをふかしっぱなしの緊張状態にあります。そこで、あえて意識的に副交感神経、つまり体にブレーキをかける神経を活発にする時間をつくることが大事になってくるのです。

2つ目は呼吸です。

病院では人工呼吸器をつけている患者さんに対して、治療の一環や体のメンテナンスとして、うつぶせになる時間をつくることがあります。すると、酸素化（酸素が血液に取り込まれること）がよくなったり、換気がよくなったりと呼吸器の改善

岡田真理子（おかだ・まりこ）先生

大阪医科大学卒業、神戸大学大学院医学系研究科循環呼吸器病態学講座博士課程修了。
2017年より現職。

に高い効果を発揮します。

　また、寝たきりの患者さんの場合、ずっと同じ体勢でいると換気できない場所が増え、重力によって肺の中の同じ場所に痰が溜まってしまいます。誤嚥性肺炎の予防のためにもうつぶせは大変いいものですし、とても大切な体位だと思います。

　小さい子どもを見ていると、本を読むのも遊ぶのも、床の上でうつぶせになっている時間が多いことに気づかされます。年齢を重ねてうつぶせになるのが難しくなるのには筋力や柔軟性の問題もありますが、そもそも「うつぶせ」という概念がなくなっているからではないでしょうか。

　1日1分うつぶせになることが習慣になれば、体はかなり変わってくるはずです。薬を処方する立場からすると、うつぶせを日常的に取り入れることによって今より眠れるようになったら、血圧が下がってきたら、緊張が取れてきたら……、現在たくさんお薬を飲んでいる高齢の方で、たとえ1つでも薬が減れば、その人の毎日にとっては非常に大きなことです。

　現在、眠れないと悩む人が多くいます。眠れないのは高齢者に限りません。若い人でも仕事などでストレスを過剰に抱えていて、常に緊張しています。それを改善するきっかけとしても、ぜひ早いうちからうつぶせを取り入れてみていただけたらと思います。

僕の原点

寝たきりになる前に、何とかできないのだろうか？たどりついた答えが「うつぶせ」でした

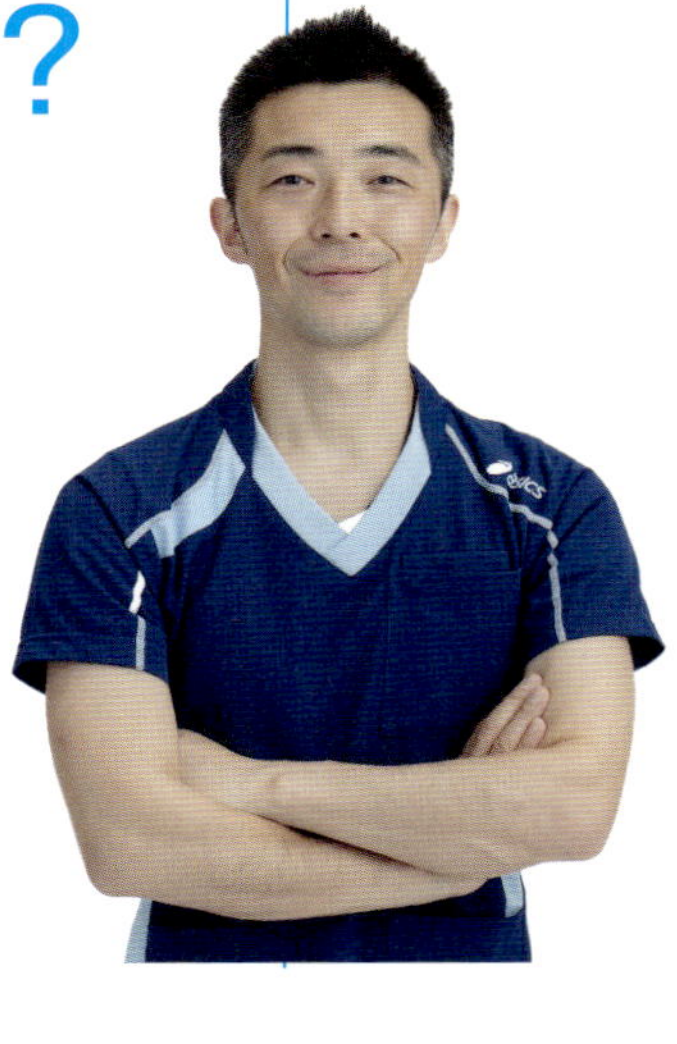

うつぶせ姿勢は、理学療法士の世界では腹臥《ふくが》位《い》療法と呼ばれ、すでに長年実績のある確立された療法です。

ところが施術の際に、「うつぶせになれますか？」と聞くと、「うつぶせなんて何年もなっていないな」と口にする人がとても多いのです。「うつぶせくらいだったらできますよ」と答えた人でも、実際に体を動かそうとすると、「あれ、できません！」と驚かれる方がたくさんいらっしゃいます。

私は理学療法士として病院に勤務するかたわら、2年間ほど奈良県の畿央大学大学院呼吸リハビリテーション学研究室に所属していました。卒業後も教授の指導を受けながら高齢者の呼吸嚥下リハビリと猫背（円背《えんぱい》）の研究をしていたのですが、

この時期に、私は病院で重度の誤嚥性肺炎の患者さんの現実を数多く目の当たりにすることになりました。

その多くは背中が大きく曲がっているだけでなく、首も曲がり、自分で寝返りを打つこともできない方ばかりです。

私は重篤な寝たきり患者さんたちに日々向き合いながら、どうすれば少しでも症状がよくなるのだろうと葛藤していました。

そこで猫背を根本から改善する方法がないかを模索し始め、姿勢に関する研究を重ねた結果、呼吸と肋骨、そして背骨の動きが連動していて、これにはうつぶせ姿勢が効果的だという結論にたどりついたのです。

しかし、実際の現場では、誤嚥性肺炎で入院してくる患者さんの平均年齢が80代後半~90代とあまりに高齢かつ重症で、姿勢の改善どころではないという状況でした。猫背に腹臥位療法が効果的なのはわかっても、そもそもうつぶせになること自体が難しかったのです。

もう1つネックになっていたのが、在院日数の短さです。

現在、病院は医療費を削減するために、どんどん早く退院させる方向に動いています。私のいた病院でも平均在院日数は14日前後。海外ではうつぶせ姿勢なども取り入れたヨガやピラティスで効果が現れるのは3~6カ月後とされています。実地での感触としても、効果的な

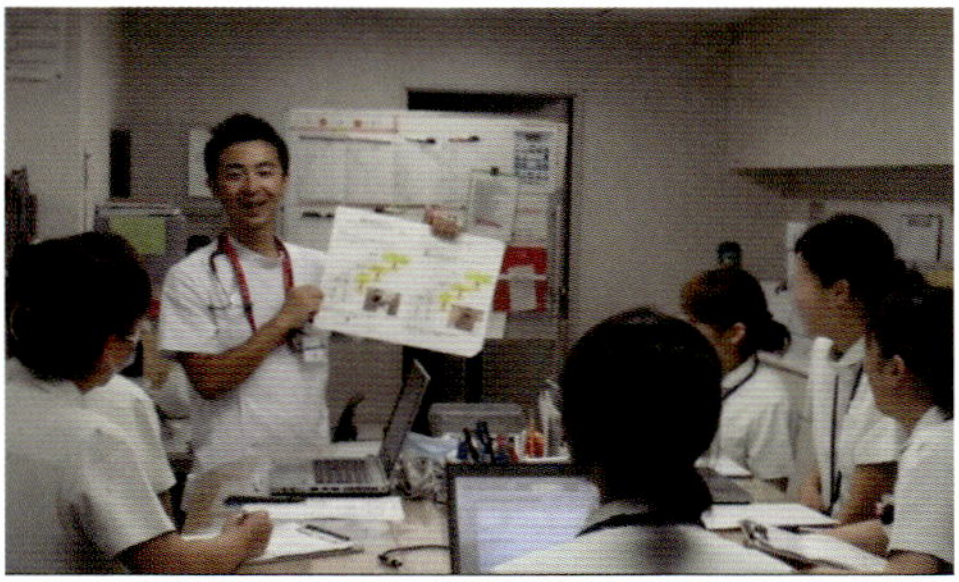

院内の誤嚥窒息予防対策の勉強会にて

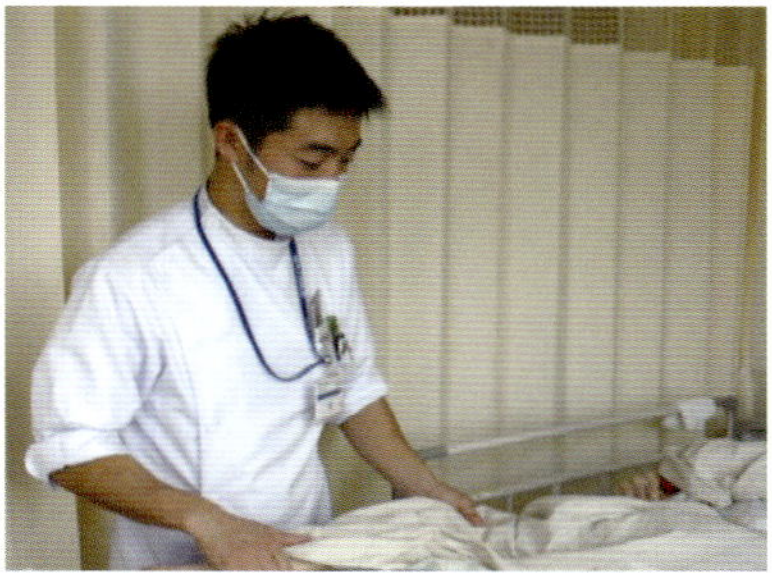

病院勤務時代

施術を行うのに14日ではあまりにも短いと感じていました。

また、脳梗塞による半身麻痺や整形外科手術後に歩けなくなった方のリハビリ現場でも、うつぶせ姿勢を省いてしまう傾向があります。ある程度起き上がれるようになると、次は車椅子に乗り、そこから歩く練習や階段の昇り降りの練習に移ってしまうのです。

こういった患者さんの多くは、自力で歩くことはできても、うつぶせになることができないというアンバランスさを抱えたまま退院される場合があります。

現実には、うつぶせになることができなくても日常生活を送ることはできます。それでも根本的な姿勢や筋力の改善をしていかなければ、のちに再び症状が出てきたり、無理な姿勢を続けて体のバランスがさらに悪くなってしまったりということが起こりえるでしょう。

うつぶせ姿勢になることだけが重要なのではなく、うつぶせになるために自分で体を傾けたり、うつぶせの状態から起き上がるという一連の動作が、実は普通に歩いたり座ったりするよりも多くのさまざまな筋力を使うのです。赤ちゃんの発達から考えても、人間は本来、うつぶせや四つ這いができないと体の筋肉のバランスが取れないのは明らかです。

こういった現場を数多く見てきて、私はやはり早くからの予防が必要だと悟りました。

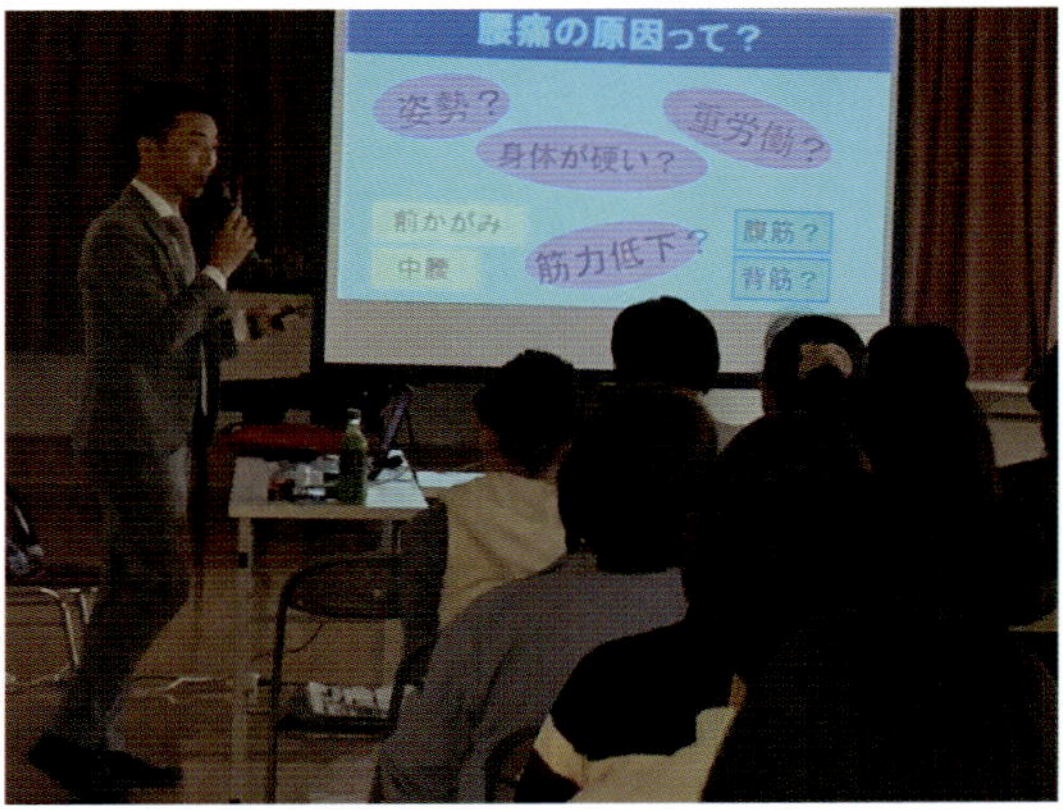

特別養護老人ホームの職員向け
腰痛予防講座に講師として参加

「寝たきりになる前に、もっと若いうちから何とかできないのだろうか？」

この答えを日々模索する中、海外ではヨガやピラティスによる姿勢改善が広く浸透していることを知りました。

ヨガやピラティスでも、うつぶせでのポーズやエクササイズが数多くあります。そこでこれを私の専門である呼吸リハビリ的な要素と合わせて、日本でもっと広めたいと思うようになったのです。

そして２０１７年、私は予防医学サロンとピラティススタジオを融合させた「リハティスプラス」をオープンさせることになりました。

このサロン業務のかたわら、私は市の高齢福祉課の介護予防事業にも携わらせていただくことがありますが、まだ介護の必要がない比較的元気な方でもうつぶせになれない人が多くいらっしゃいます。

市が主催する体操講座では、集団で座っての体操はするものの、うつぶせの姿勢になることはありません。

私は寝たきり予防の観点から見ても、転倒防止につながる下半身の筋力強化だけでなく、呼吸機能の改善や猫背予防の取り組みも大切だと考えます。

ただし、そういった取り組みとして、うつぶせを介護予防の領域に積極的に導入しているところはまだまだ多くはないと思います。

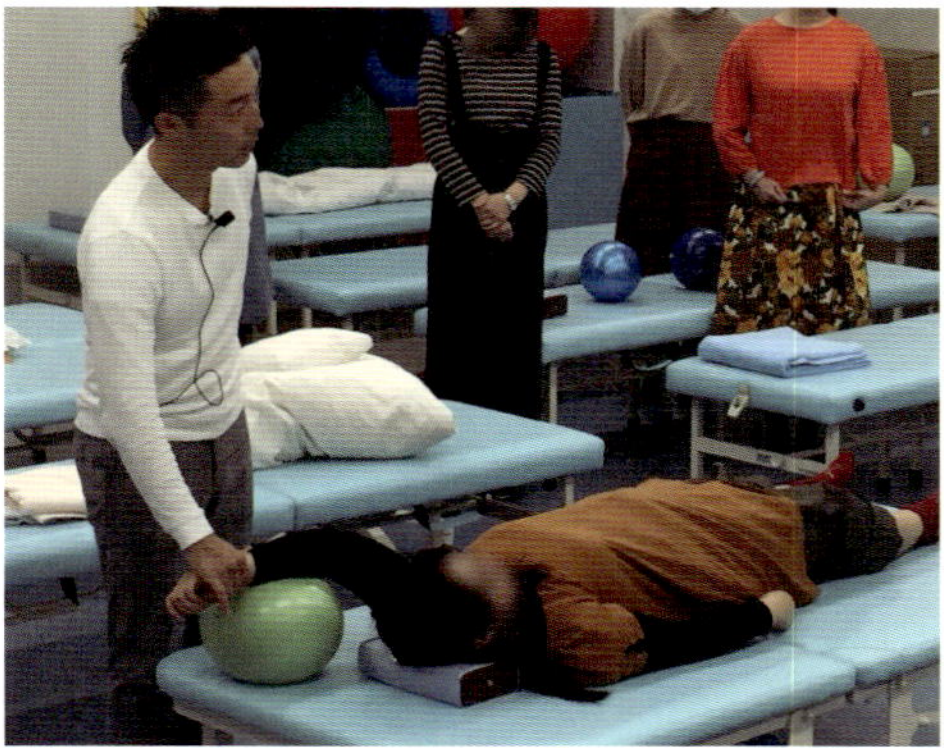
セラピスト向けの研修会で、呼吸へのアプローチについての実技指導風景

現在の活動に至るもう1つの大きな背景として、義理の両親を誤嚥性肺炎で亡くしたという経験があります。

ずっと一緒に住んでいて、弱っていくのを間近に見ていながら、私は何もすることができませんでした。うつぶせになることをすすめた時には、すでに自力ではうつぶせになれない状態だったのです。

長年、自分が研究してきた分野でありながら一番身近な家族を救えなかったというくやしさと後悔が、私のもう1つの原点です。

少しでも早くからうつぶせを習慣にしておけば、年を取ってもうつぶせが苦痛になることはないはずです。「そう言われてみれば、自分はうつぶせができるのだろうか?」と思ったら、今日からぜひ取り組んでいただきたいと思います。

そうして、たくさんの方が簡単にうつぶせになれる高齢者になっていけば、日本全体の健康寿命が確実に延びるはずです。

そして、寝たきりにならず、いきいきとした毎日を送っていただけたら、これほど嬉しいことはありません。

PART
2

試した人が実感！

うつぶせを習慣にするとこんな効果が！

実際にうつぶせを試してみると、
さまざまな体の不調に効果が実感できるはずです。
なぜそうなるのか、という理由とともに
体験者の驚きと喜びの声を聞いてみましょう。

うつぶせで

こわばった体がやわらかくなる

〝床と仲よくなる〟と無意識の緊張から解放される

うつぶせになると呼吸が深くなり、リラクゼーションという意味で緊張をやわらげることができます。また、腹斜筋や背筋など普段使わない筋肉を使うことになるので、可動性が上がることも体のこわばりが緩和される理由だと考えられます。

聞き慣れない言葉かもしれませんが、私たち理学療法士は「アフォーダンス」という概念をリハビリに応用することがあります。これは、置かれている環境のさま

体験談

● 80代・女性
体が動きやすくなりました。

● 80代・女性
体が自然に伸びるようになりました。

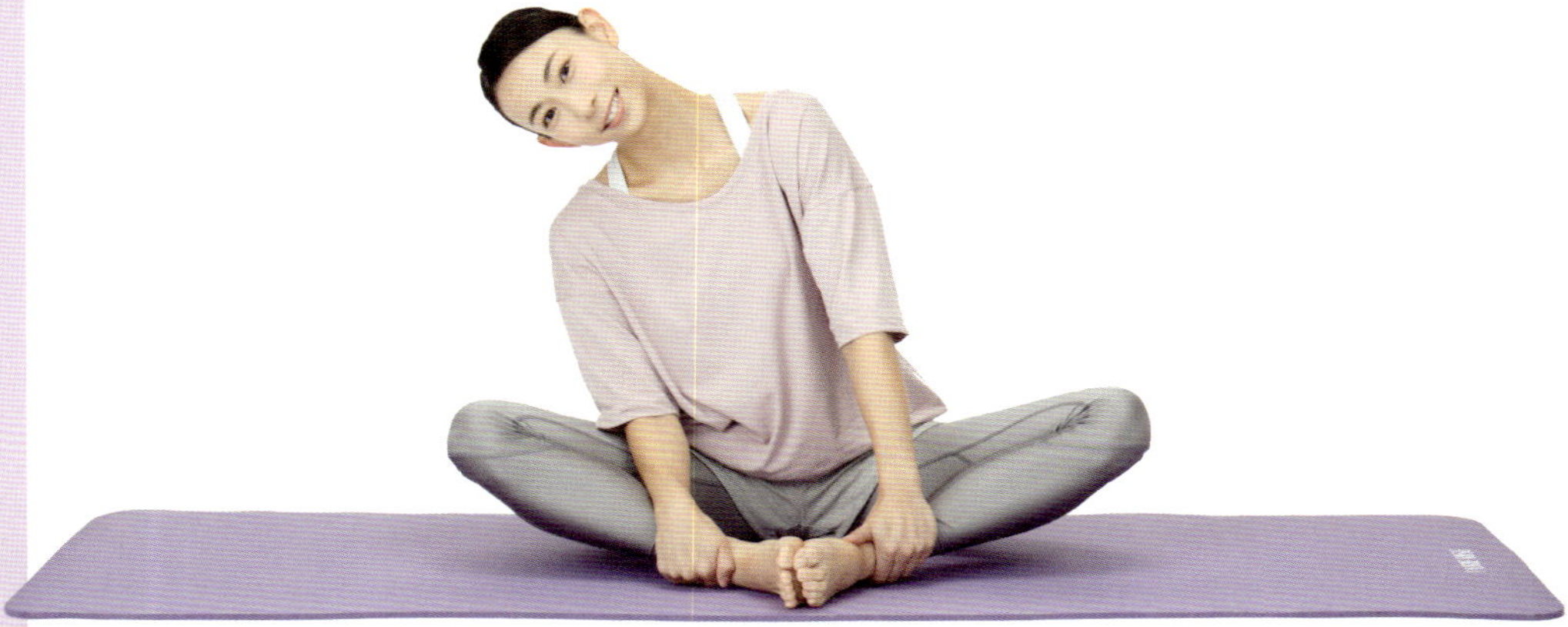

ざまな要素が人に影響を与え、そのフィードバックによって動作や感情が生まれることを指します。

要するに、人間は常に環境から影響を受けているのです。

私はうつぶせになることを、「床と仲よくなる」と表現することがあります。現代生活は椅子やテーブルなど西洋式のライフスタイルになり、視覚から床が離れ、遠いものになりつつあります。それによって起こる無意識の緊張というのが、実はかなりあるのです。

岡田欣之医師

いきなり立位体前屈の数値が上がるというわけではありませんが、うつぶせによって伸びる前方の筋肉はやわらかくなるはずです。たとえば、股関節を曲げる筋肉だったり、お腹の筋肉などです。また、胸郭の後ろのほう（胸椎と肋骨の関節）が動かしやすくなるというのも、こわばりが取れる要因にはなると思います。

うつぶせで

腰痛・肩こりが軽減する

筋肉がほぐれて血流がよくなり、痛み物質が流されていく

肋骨には腰からの筋肉がたくさんついています。また、首には肩からの筋肉がたくさんついています。うつぶせによって呼吸が改善することで、その周辺の筋肉が常にほぐされることになります。同時に血流がよくなって痛み物質が流されるので、腰痛や肩こりが軽減します。

私は腰痛や肩こりのひどい人に対しても、必ず呼吸から見ていきます。すると肋骨が固まり、動いていない人がほとんどです。

体験談

●30代・女性

朝起きると腰が痛い日があったのですが、うつぶせ寝をするようになってから、朝起きた時の腰痛がラクになっています。自分でも不思議です。

●30代・男性

うつぶせ寝をしている時に腕を広げると、胸の前から肩にかけてストレッチされて気持ちいいです。1か月ほど継続しているのですが、肩こりが軽減したように思います。簡単な方法で継続しやすいので、いいなと思っています。

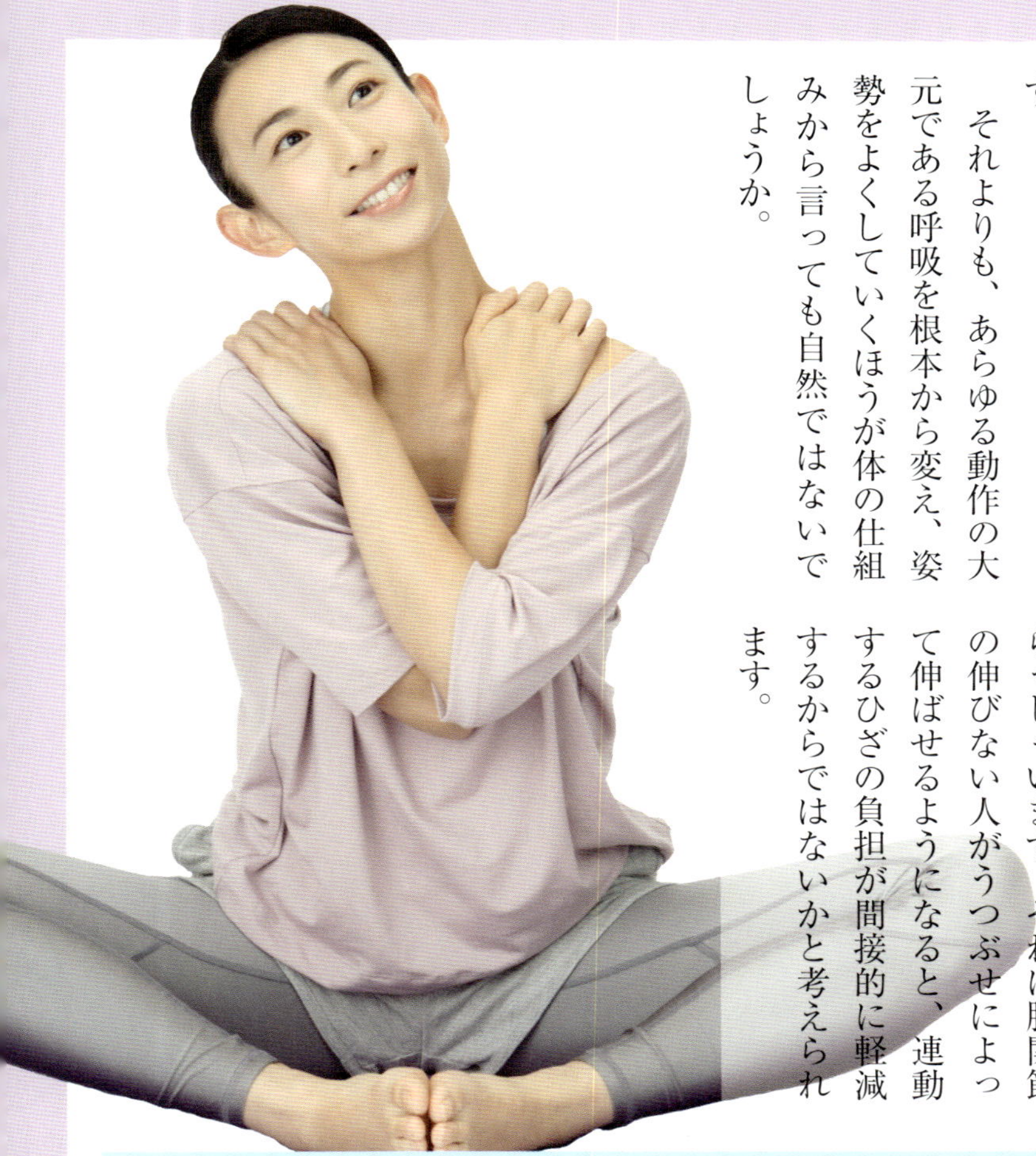

腰や肩が痛いからといって、いきなりその部位だけを施術すると余計痛めてしまう可能性があります。

それよりも、あらゆる動作の大元である呼吸を根本から変え、姿勢をよくしていくほうが体の仕組みから言っても自然ではないでしょうか。

膝痛については、すべての人に効果があるとは断言できませんが、なかには改善した方もいらっしゃいます。それは股関節の伸びない人がうつぶせによって伸ばせるようになると、連動するひざの負担が間接的に軽減するからではないかと考えられます。

岡田欣之医師

うつぶせによって胸部が上下に広がるため、しなっている部分が広がり、頭を乗せている頸椎の配列が変わると思います。重心ととらえていただいてもいいと思います。よく首こりや肩こりの人に、肩甲骨まわりの筋肉を鍛えて胸をぐっと反るようにしてくださいと言うのですが、それも重心が変わるからです。肩甲骨をうしろに引っぱって、背中の首から肩にかけてある僧帽筋を引っぱってくると、こりがよくなります。猫背のせいで腰痛や肩こりが起きますから、うつぶせによって姿勢がよくなり、重心が変わることで腰痛や肩こりが軽減する可能性はあると思います。

岡田真理子医師

60ページと重複しますが、うつぶせによって普段しないような体勢になることで緊張が解けたり、普段のストレッチとはまた違う動き方をすると思うので、それが腰痛や肩こりの軽減につながる可能性が考えられます。

うつぶせで

猫背が改善する

一番猫背になりやすい胸椎の筋肉を動かすことができる

うつぶせで猫背がよくなるのは肋骨が動きやすくなるからです。

肋骨は全部で12対ありますが、そのすべてが胸椎についています。胸椎とは、脊柱のうち頸椎と腰椎の間にあり、胸郭の背中側をなしている部分のこと。胸椎には50以上の関節があり、硬くなりやすいのですが、この関節を呼吸によって動かすことができるようになります。

肋骨が動き、胸椎の動きがよくなることで、一番硬くなりやすく

体験談

●80代・男性
うつぶせになるのはもう何年ぶり？　でも、こんな簡単なことの継続が姿勢維持に大事だとは知らなかったので継続したいと思います。

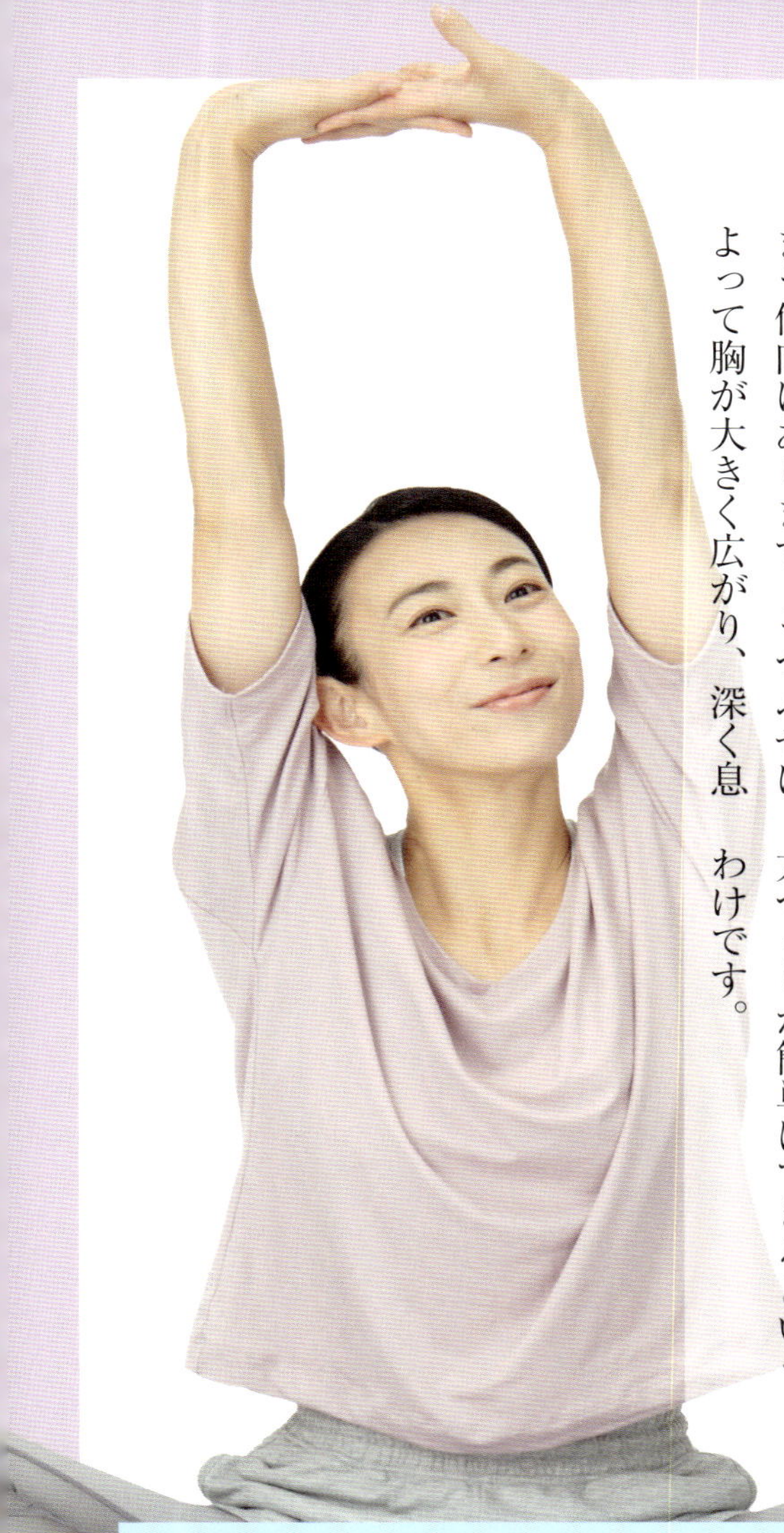

猫背になりやすい胸椎周辺の筋肉を動かすことができるのです。
また、吸う呼吸（吸気）と背骨の伸びが連動していることも関連しています。息をたくさん吸えれば吸えるほど、背骨は伸びやすくなると考えてください。
猫背で体が丸まっている人は呼吸が浅くなり、背骨が硬まってしまう傾向にあります。うつぶせによって胸が大きく広がり、深く息を吸えるようになると、背骨を伸ばす方向に体が変わっていきます。
さらに、うつぶせになってまた起き上がるという一連の動きによって腹筋や背筋をかなり使うのもポイントです。それ自体がトレーニングになるので、正しい姿勢をキープするための筋力づくりが簡単にできるというわけです。

岡田欣之医師

71ページと同じ論理になりますが、うつぶせによって胸部が上下に広がるため、しなっている部分が広がることによって、背骨の配列や重心が変わります。その結果、姿勢が改善し、猫背が軽減すると思います。

岡田真理子医師

背中があまりにも丸くなっている人は難しいかもしれないですが、軽度の猫背であれば、普段重力でゆがんでいたり、曲がっていたりする部分を、うつぶせで重力とは関係なく伸ばせると思います。うつぶせになった時に長く伸びるようなイメージを持っていただくと、より効果的ではないでしょうか。

うつぶせで

疲れが取れやすくなる

全身がゆるみ、筋肉の緊張が取れる

うつぶせになると股関節が伸びるので、全身の血流がよくなります。血流がよくなると眠りの質も上がりますし、深い呼吸をすることで体内に酸素がたくさん入り、同時に老廃物の排出もより進みます。

体に入れるほうばかりについ意識が向きがちですが、老廃物をしっかり出してデトックスすることが、疲れを取るには非常に大切です。

意外に思われるかもしれませんが、呼吸生理学的に言えば、座り姿勢が一番呼吸が深くなると言われて

体験談

● 30代・女性

仕事と育児に追われ、慢性的な疲れによる倦怠感に悩まされていましたが、うつぶせを毎日行ったところ、驚くほど体がラクになりました。どうしても体がつらい時などは、日中、空いた時間にもこまめにうつぶせになるようにしています。すると、体がリフレッシュされて、その後の家事や仕事がはかどります。

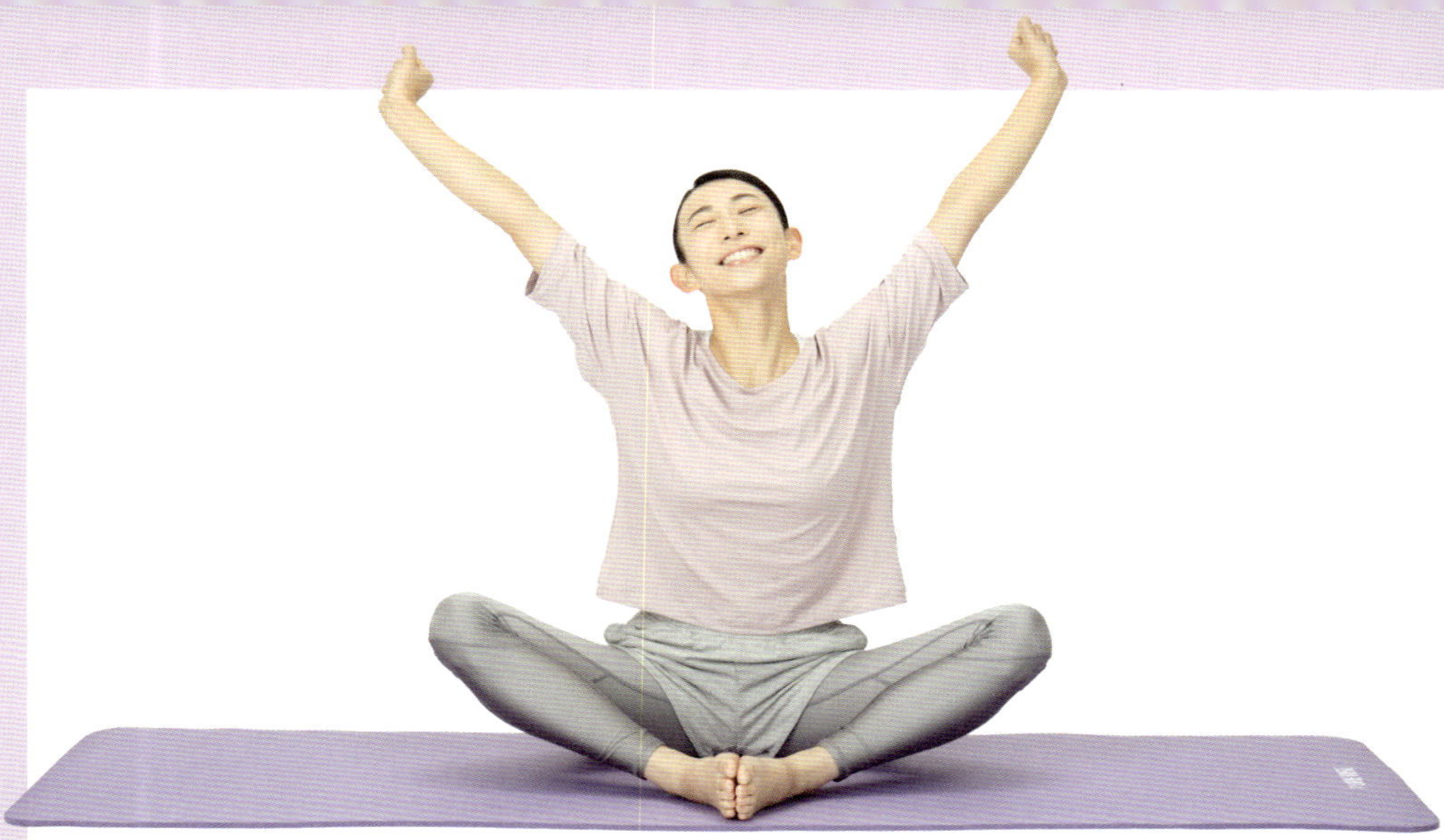

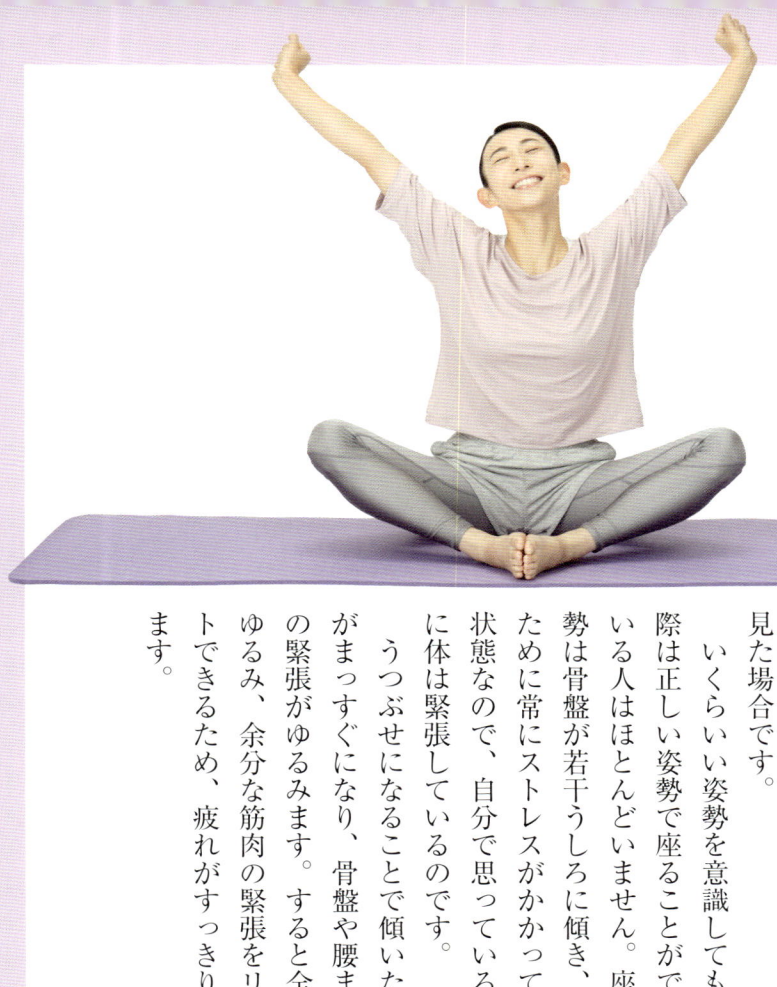

います。その次がうつぶせで、仰向けが一番呼吸が浅くなります。ただし、それは正しい姿勢で座っている時だけですし、呼吸の肺活量だけで見た場合です。
いくらいい姿勢を意識しても、実際は正しい姿勢で座ることができている人はほとんどいません。座り姿勢は骨盤が若干うしろに傾き、そのために常にストレスがかかっている状態なので、自分で思っている以上に体は緊張しているのです。
うつぶせになることで傾いた骨盤がまっすぐになり、骨盤や腰まわりの緊張がゆるみます。すると全身がゆるみ、余分な筋肉の緊張をリセットできるため、疲れがすっきり取れます。

岡田欣之医師

走ったりした後の疲労感ではなく、体のどこかにある痛みに伴う慢性的な疲労感については腰痛・肩こりが軽減すれば取れやすくなると思います。うつぶせによって日常のメンテナンスをするという意識をもって行うことが大切です。

岡田真理子医師

これはうつぶせの姿勢と、自律神経の調節とが関連する可能性が考えられます。現代は自律神経失調症の人が多いのですが、うつぶせになることで副交感神経が優位になる方向に向かうと、さまざまな緊張が取れてきます。結果的に「疲れが取れた」という実感につながるのだと考えられます。

うつぶせで

よく眠れるようになる

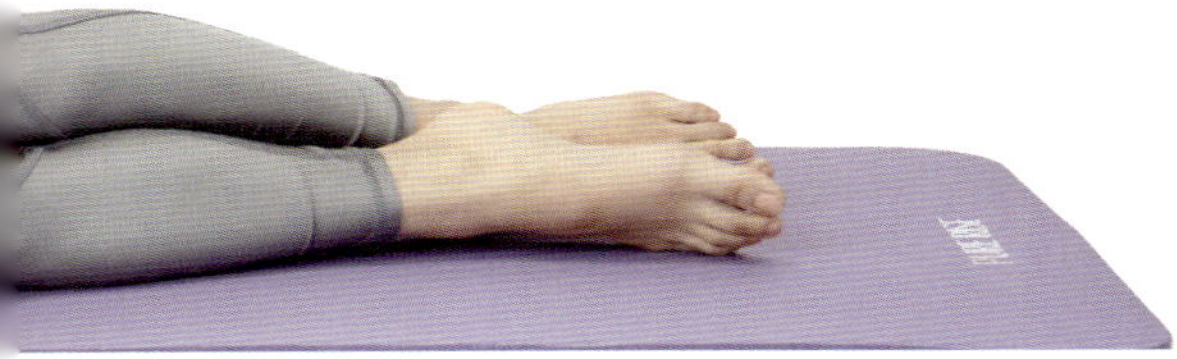

忙しく稼働している頭が休まり、足先まで血流がよくなる

うつぶせでよく眠れるという感想は、日々多くの方からいただきます。眠りの質もさることながら、寝入るまでの早さ、「寝つき」に効果を感じる方が多いようです。

その理由は、第一に呼吸です。呼吸が深くなると副交感神経が優位になり、リラックスすることが睡眠につながります。

次に、全身の血流がよくなり、足先まで温かくなることがあげられます。

「頭寒足熱《ずかんそくねつ》」という言葉がありま

体験談

60代・女性

夜中に目覚めた時に仰向けで寝ていると余計なことを考えてしまうのですが、うつぶせになると、不思議と余計なことを考えないので寝つきがよくなります。

50代・女性

寝る前にしばらくうつぶせになっていると足先が温かくなるのが早く、すぐに熟睡できるように感じました。また同じ睡眠時間でも疲れが取れています。熟睡できるので眠りの質が上がっているのでしょうか。

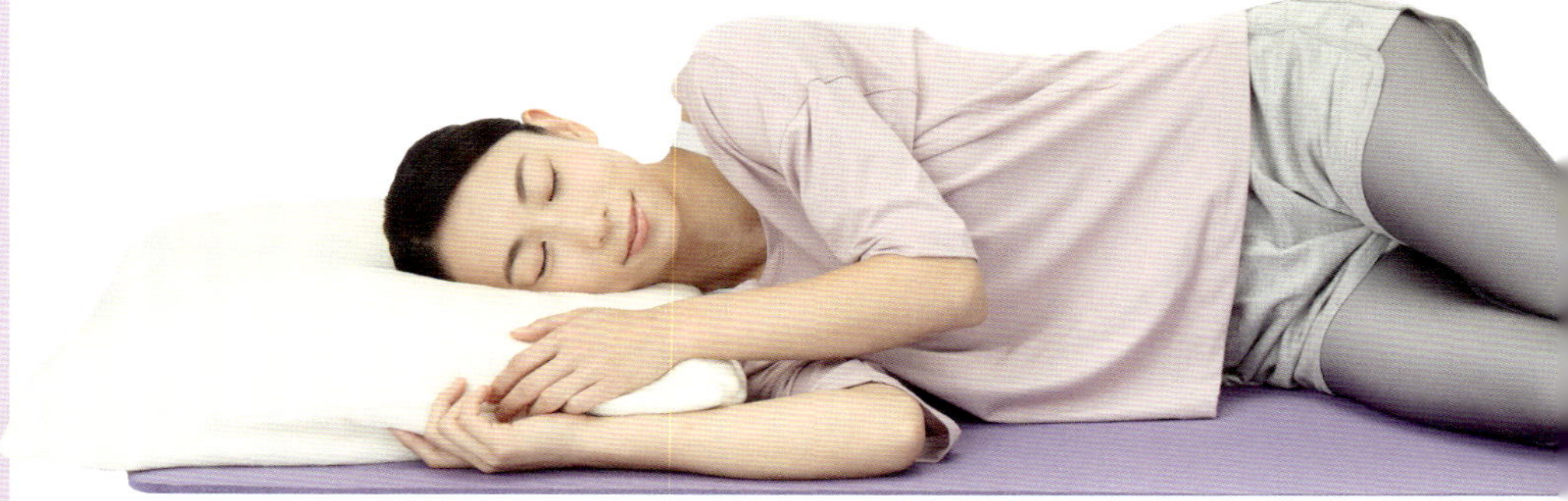

すが、うつぶせになると普段忙しく稼働している頭が休まり、太ももの付け根にある鼠径部《そけいぶ》の詰まりが取れて足先まで血流がよくなることで、頭寒足熱に近づくのです。

もう1つ考えられる理由は、うつぶせになると頭蓋骨の真後ろにある後頭骨が開放され、動きやすくなります。

すると、脳や脊髄神経へ栄養や老廃物を流してくれる脳脊髄液の循環がよくなるので、脳圧が減少し、副交感神経が優位になることで眠りやすくなる可能性が考えられます。

岡田真理子医師

緊張した状態で眠ろうと思っても、副交感神経が優位になっていないと、いい睡眠は得られません。寝る前にスマホを見る人も多いと思いますが、文字を読み、画像を見ながら手を動かし、同時に頭で考え、目も使い……というのは全身が緊張状態になるシチュエーションが全部そろっています。それを寝る直前に行うと交感神経が活発になるので、たとえ寝たとしてもパソコンでいう強制終了したようなもの。すると起きた時に前日のエラー回復やメンテナンスから入らないといけなくなるので、すっきりしないのです。うつぶせの時間をつくるというのは、副交感神経を優位にし、順序立ったシャットダウン、つまり眠りに入っていく準備としていい効果があるでしょう。

冷えの症状が軽減する

血流がよくなり、基礎代謝が上がる！

うつぶせによって呼吸がしやすくなると、まず、たくさんの空気の出入りが起こります。そこで細胞に十分な酸素や栄養素が行きわたり、血流がよくなることで冷えの症状が軽減すると考えられます。

また、座り姿勢でいることが多い人は、体がL字形になっていて、太ももに走る太い血管や、太ももの付け根にある鼠径部が詰まりやすい状態になっています。

そこがうつぶせによって伸ばされると、リンパの流れもよくなり、効

体験談

● 30代・女性

若い頃から手足が冷えやすく、冬になるとレッグウォーマーは欠かせないものになっていました。疲れをとるために始めたうつぶせですが、すぐに全身がぽかぽかして、体のめぐりがよくなるような感覚がありました。そのせいかはわかりませんが、今年の冬は、レッグウォーマーを一度も履くことなく、春を迎えることができました。

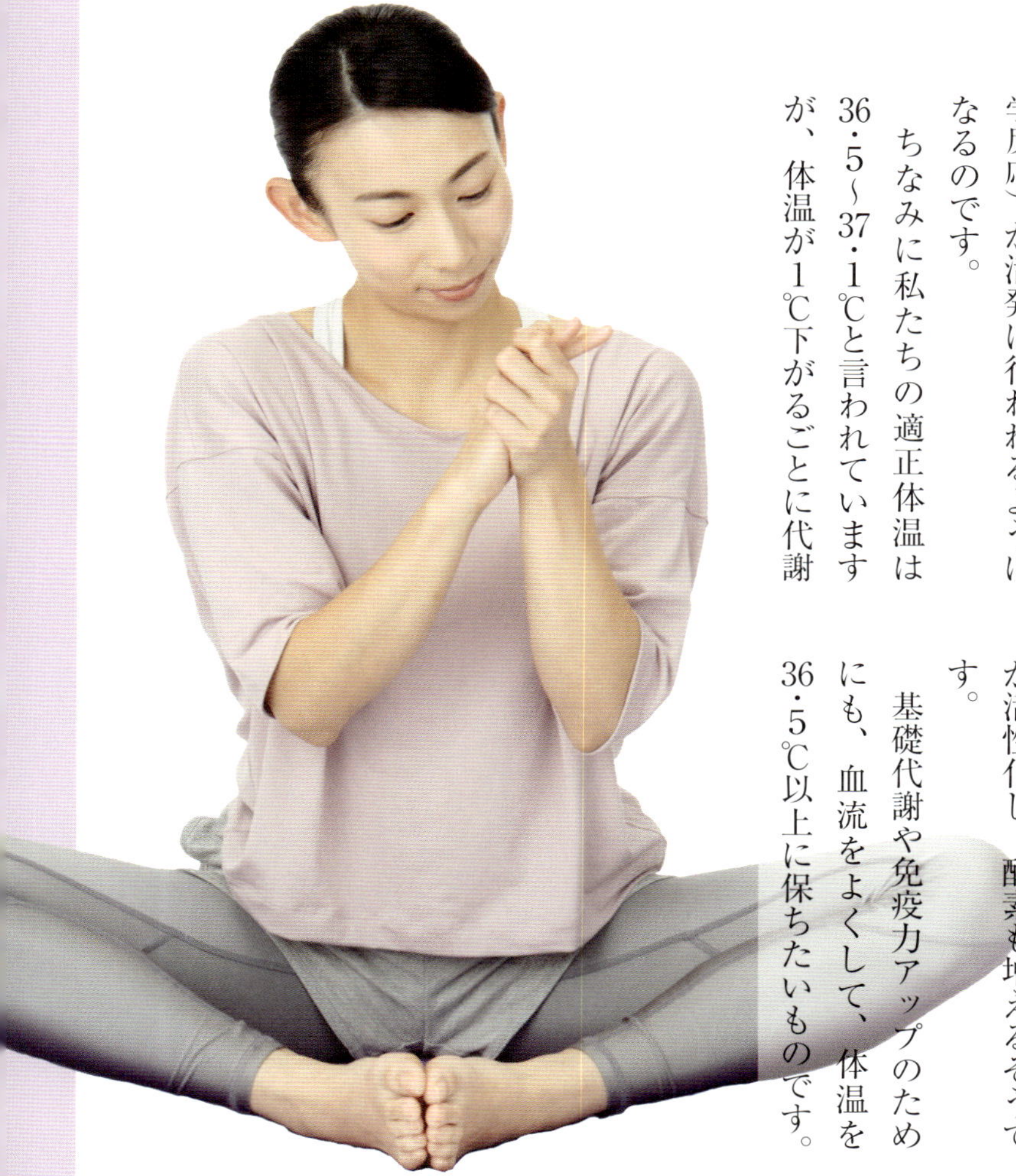

率よく老廃物を排出することができるようになります。すると、基礎代謝が上がり、細胞の活動（化学反応）が活発に行われるようになるのです。
ちなみに私たちの適正体温は36・5～37・1℃と言われていますが、体温が1℃下がるごとに代謝は13％、免疫は38％下がると言われています。逆に、腸内の温度が40℃に近いほど免疫細胞や善玉菌が活性化し、酵素も増えるそうです。
基礎代謝や免疫力アップのためにも、血流をよくして、体温を36・5℃以上に保ちたいものです。

岡田真理子医師

これは自律神経の部分と密接に関係しています。太い血管の壁は筋肉でできていて、その収縮・拡張の調整をするのが自律神経です。現代人は長時間仕事をしたり、寝る直前まで緊張状態でいることが多いので、それが血流の問題に影響する可能性が考えられます。このことは、冷え症だけでなく、高血圧や動脈硬化といった生活習慣病にも大きく関わってきます。うつぶせによって緊張状態が解かれ、全身の血流がよくなると、その結果、冷えも改善すると考えられます。

うつぶせで

風邪をひきにくくなる

免疫機能が上がることで風邪をひきにくい体に

うつぶせで風邪をひきにくくなるのは、体液循環がよくなるからだと考えられます。体の約70%が水分である人間は、血液、リンパ液、脳脊髄液などの体液循環が滞《とどこお》ると体の機能が正常に働かなくなり、さまざまな不調や病気の原因となります。

うつぶせによって血液の流れがよくなることで、病原菌を退治する白血球が全身に行きわたり、免疫機能が上がります。

体液循環が悪くなると、身近な

体験談

● 30代・女性

毎年、季節の変わり目の春と秋に2回、高熱をともなう風邪をひくというのが自分の中で恒例となっていました。ところが、うつぶせを始めてみたところ、一度も大きな風邪をひかずに一年が過ぎていることに気づきました。「そろそろ風邪をひきそうだな」という時は何度もあったのですが、うつぶせになって体を休めると、不思議とその後は悪化せず、翌朝には元気になっています。呼吸しやすくなってよく眠れることが、風邪をひかない大きな原因のような気がします。

ところでは体の冷え、むくみなどが起こりやすくなります。冷えは万病のもとと言われているくらいなので、常に体を温めることを意識することが大切です。体を温めるのは、健康な体を維持するための基本中の基本なのです。

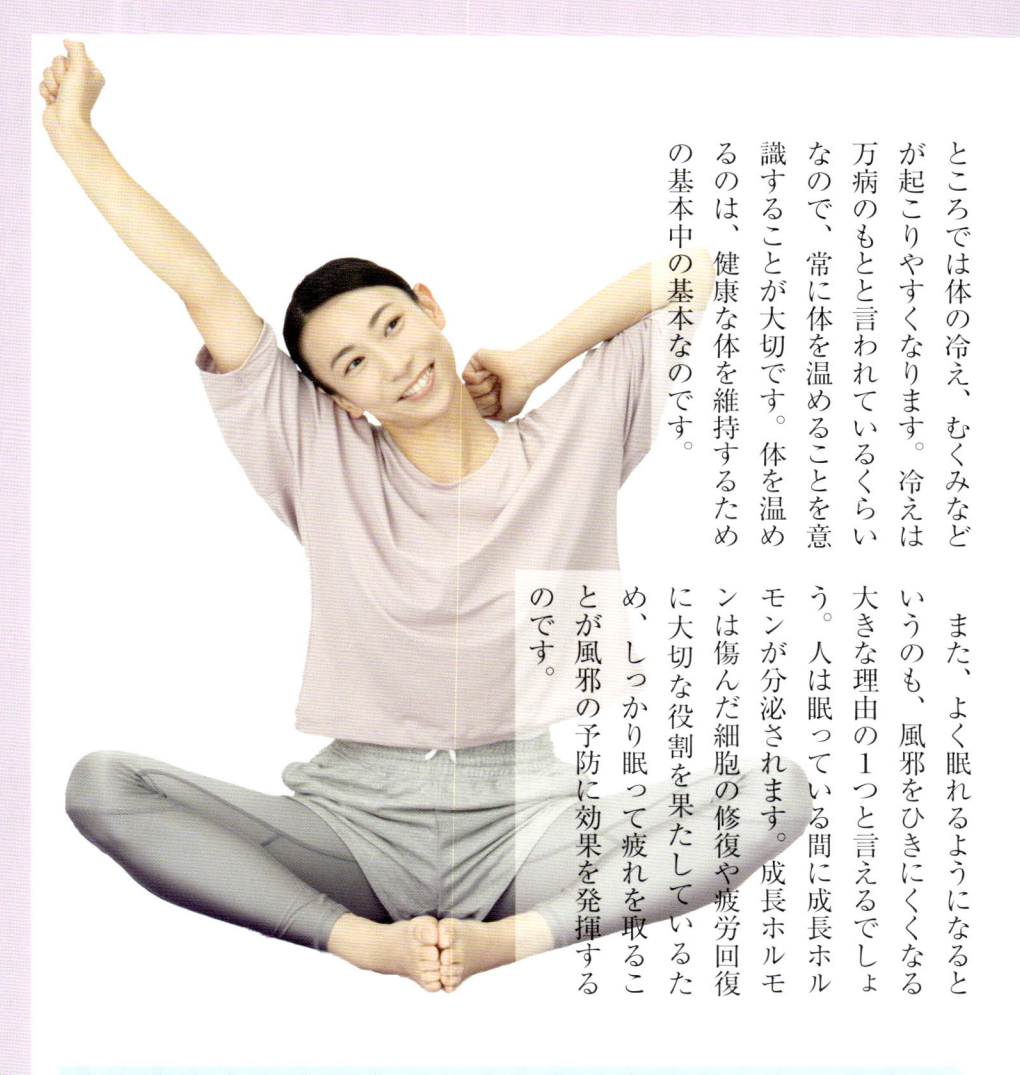

　また、よく眠れるようになるというのも、風邪をひきにくくなる大きな理由の1つと言えるでしょう。人は眠っている間に成長ホルモンが分泌されます。成長ホルモンは傷んだ細胞の修復や疲労回復に大切な役割を果たしているため、しっかり眠って疲れを取ることが風邪の予防に効果を発揮するのです。

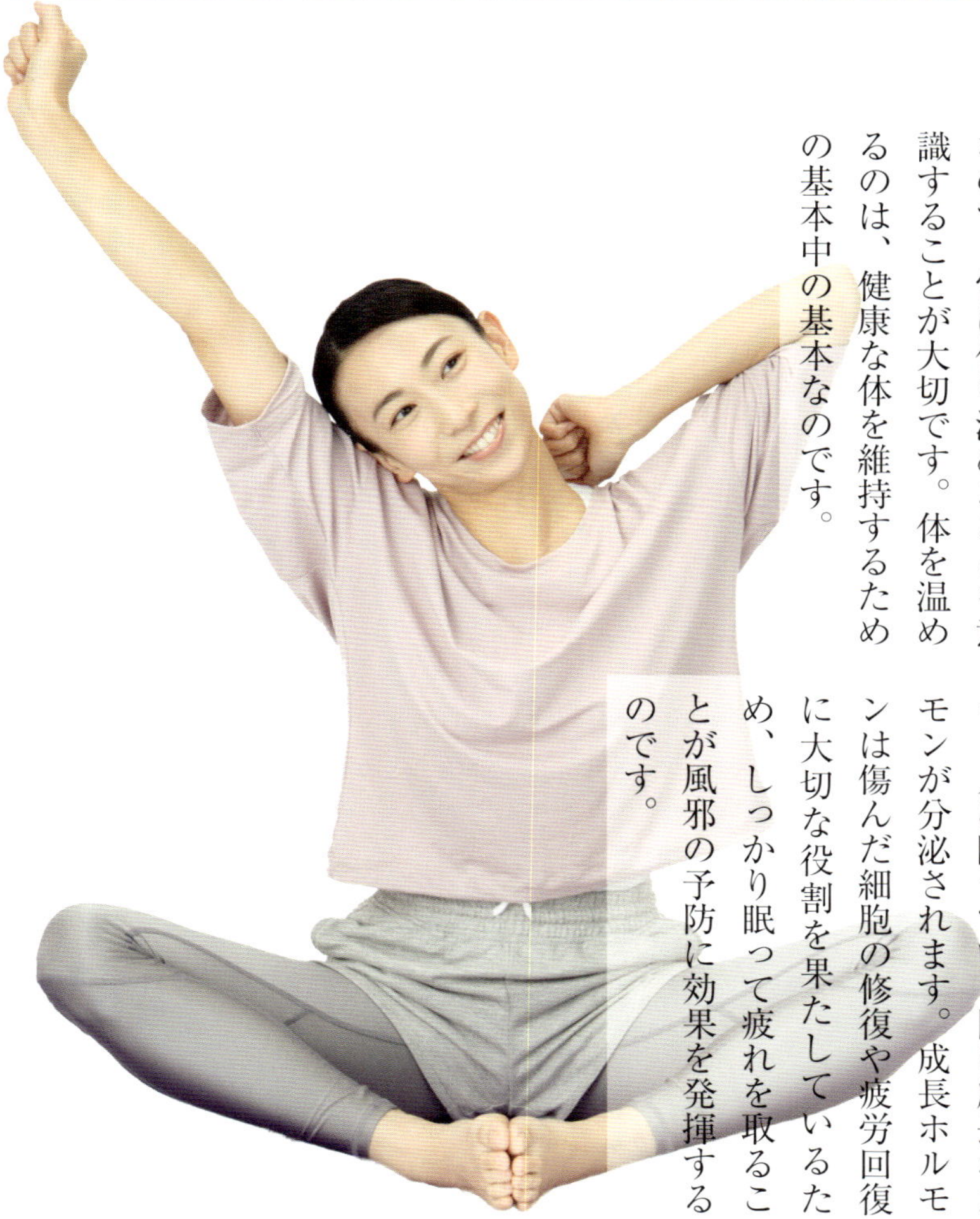

岡田真理子医師

うつぶせが風邪の予防に効果的なのは、肺の換気がよくなるからです。重力によって気管支に痰が詰まりやすくなっている部位がありますが、体位を変えることで痰が出やすくなります。換気のいい状態は肺の免疫にも関係する可能性があり、風邪予防にもなると考えられます。

岡田欣之医師

呼吸が深くなって痰を出しやすくなることも風邪予防になるかもしれません。

うつぶせで

つまずかなくなる

股関節の可動域が広がり、歩幅も広がる

つまずきやすさには、股関節や足関節の角度、それによる歩幅や下肢の筋力が関係しています。

年齢が上がっていくと、関節を伸ばした時に股関節が十分に伸びきらず、曲がった状態のままになってしまう、ということが起こります。

うつぶせになると股関節が伸びるようになるため、股関節の可動域が広がります。また、その結果、歩幅が大きくなることで足関節の反る角度も広がりやすくなり

体験談

●80代・女性
足腰に力が入りやすくなりました。

●80代・男性
うつぶせが姿勢や歩きにこれほど大切だとは知りませんでした。

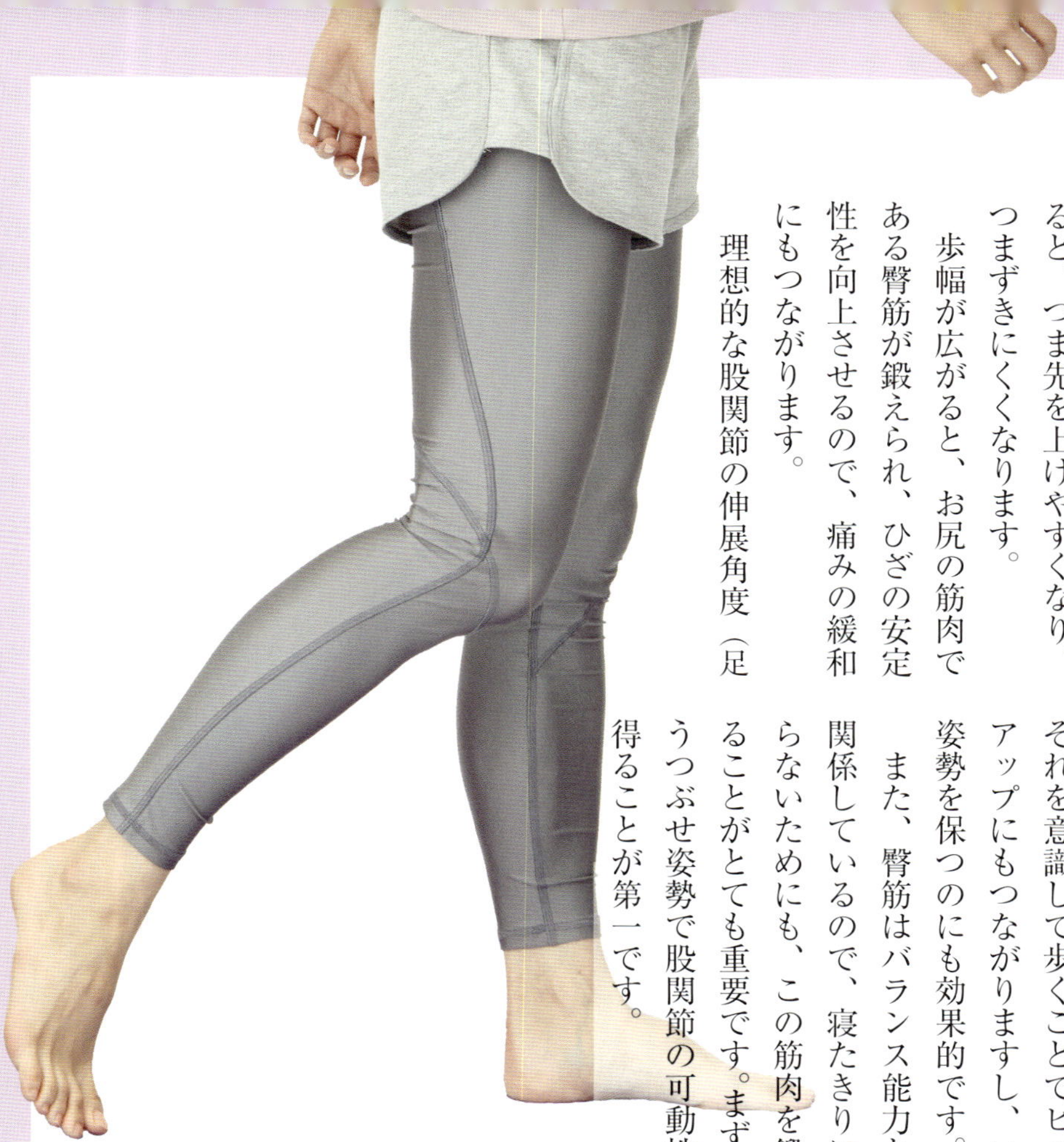

ます。足関節の反る角度が改善すると、つま先を上げやすくなり、つまずきにくくなります。

歩幅が広がると、お尻の筋肉である臀筋が鍛えられ、ひざの安定性を向上させるので、痛みの緩和にもつながります。

理想的な股関節の伸展角度（足を後ろに伸ばす角度）は10～15度。それを意識して歩くことでヒップアップにもつながりますし、いい姿勢を保つのにも効果的です。

また、臀筋はバランス能力とも関係しているので、寝たきりにならないためにも、この筋肉を鍛えることがとても重要です。まずは、うつぶせ姿勢で股関節の可動性を得ることが第一です。

岡田欣之医師

これは体幹バランスが関係しています。背中が曲がっている人は重心が前にずれるため、歩行のバランスが悪くなります。すると、バランスを保つためにひざを曲げるか、体を後ろにのけぞるようにせざるをえなくなります。通常の重心軸は足で言えばかかとより少し前にありますが、背中が曲がっている人はかかとの真上ぐらいになります。上半身を後ろに反らし、腰を前につき出した姿勢となり、まるでスケートリンクの上に立っている感じになるので転倒しやすくなってしまいます。うつぶせになることで姿勢が改善すると、視界が広がりますし、重心が変わります。これにより股関節も伸びるため足も前に出やすくなり、結果的につまずきにくくなるはずです。

ぽっこりお腹が凹む

腸の働きが活性化！お腹まわりの筋肉強化！

ぽっこりお腹が凹《へこ》むのは、うつぶせによって腸の動きがよくなり、便秘が解消されることが要因の1つと考えられます。

また、肋骨が動く呼吸になることで、肋骨から骨盤にかけてついている腹横筋や外腹斜筋、内腹斜筋といったお腹まわりの筋肉全体を動かすことができます。これにより筋肉が活性化し、腹筋に力が入りやすい状況をつくることができます。言うなれば、ぽっこりお腹解消の基礎ができるのです。

体験談

●30代・女性

毎日寝る前にうつぶせになっています。うつぶせになると、胃や腸がギュルギュルと鳴りだし、内臓が正しい位置に戻ろうとしているように感じます。そのおかげか、次の日の朝は快便です。快便になったからか、体重が少し落ちました。

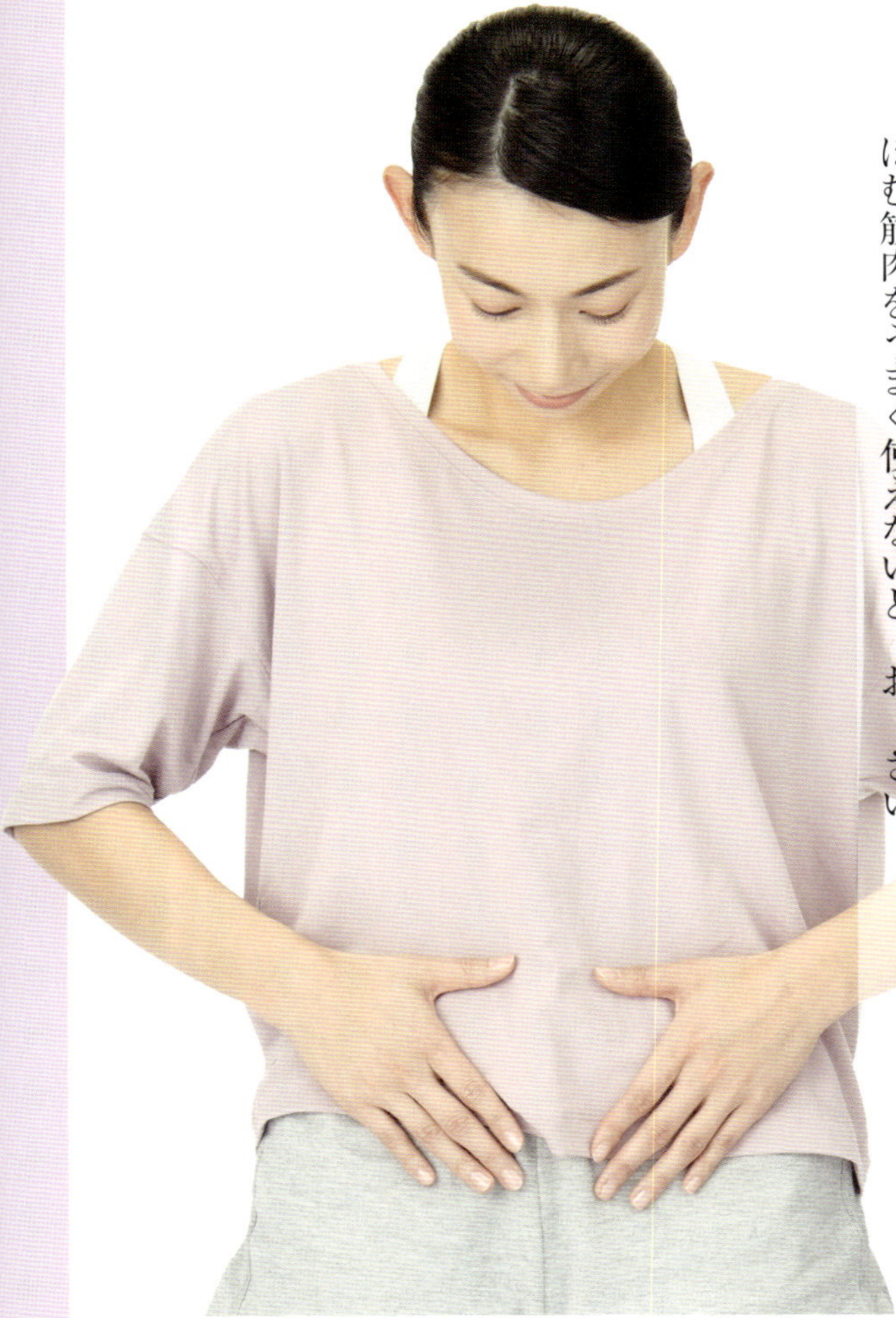

ただお腹を膨らませるだけの腹式呼吸（肋骨が動かない呼吸）は腹筋がゆるみ、お腹が出やすくなってしまうので注意が必要です。
シックスパックと呼ばれる腹直筋だけでなく、腹横筋や腹斜筋という横に広がって、ぎゅーっとしぼむ筋肉をうまく使えないと、お腹は引きしまりません。うつぶせによる横隔膜呼吸で腹筋全体をうまく使ってください。
とはいえ、これはあくまで脂肪燃焼の基礎固め。うつぶせになるのが苦痛でない方は、PART3のエクササイズもやってみてください。

岡田欣之医師

四つ這いになるのが難しい人にとっては、床面に寝て、そこから起きようとすると、それだけでかなりハードな運動になります。うつぶせ姿勢になるためには一度四つ這いにならなければなりません。また、うつぶせから起き上がる時にも四つ這いになるはずです。その時に腹筋をかなり使うことになり、結果的にお腹が凹む可能性はあります。

岡田真理子医師

高齢者など筋トレは難しいという人も、うつぶせ姿勢を取り入れることによって普段使わない筋肉を使っていくことができると思います。

痰を出しやすくなる

肋骨を大きく広げ、強い咳《せき》のエネルギーを使う

痰を動かす大事な要素の1つが、深い呼吸をして、気道に空気の出入りを起こすことです。

うつぶせになると肋骨が動きやすくなり、そこに空気の出入りが起こります。のどからごろごろと音が聞こえるのは、空気の出入りが起こっている証拠です。

痰は気道の壁にある線毛によってエスカレーターのように気道の奥からのどのほうに運び出されますが、うつぶせになることで重力によって痰を下ろし、外に出しや

体験談

● 30代・女性

子どもの頃から気管が弱く、痰が溜まりやすい体質でした。痰を出すのも苦手で、冬場になるといつものどをごろごろさせていたような気がします。母も同じようなタイプなので、これは遺伝なので仕方がないとあきらめていました。ところがうつぶせをするようになってから、のどのごろごろがなくなっていることに気づきました。たとえ風邪をひいても、痰がすぐに出せるようになり、長引くことがなくなりました。

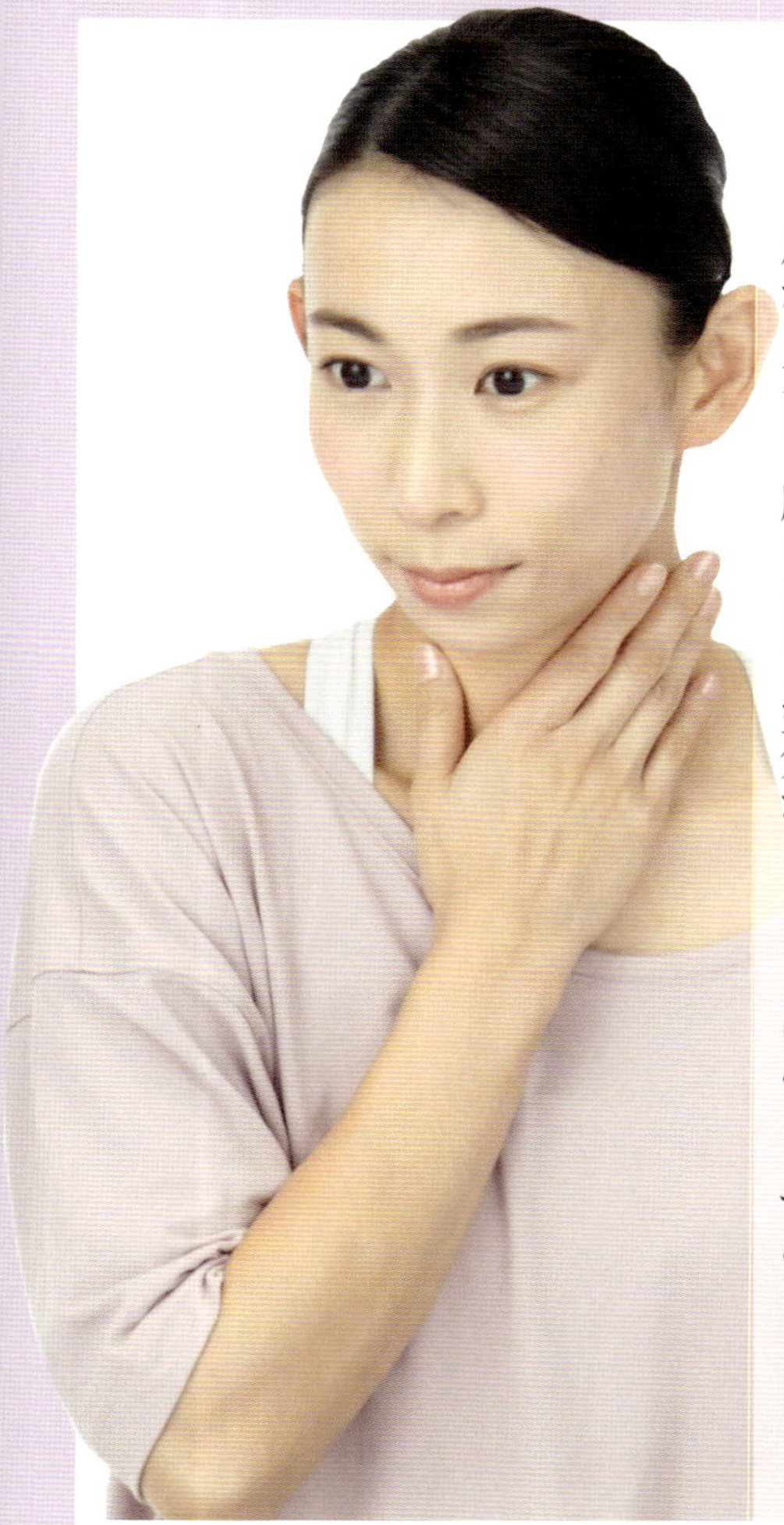

すくすることができます。

また、痰を吐き出すには咳《せき》の力が重要になります。痰がからんでいる時に弱い咳しかできないと、いつまでも外に出せませんが、強い咳ができれば簡単に痰を吐き出すことができます。

咳のかなめは何かというと、肋骨を広げ、胸（肺）にたくさんの空気を取り入れることです。

風船は大きく膨らむほど空気が出る時に強いエネルギーを起こせます。それと同じで、肋骨を大きく広げ、強い咳のエネルギーを使って痰を出すことが重要です。そのためにもやはり深い呼吸が大事になってきます。

このことは誤嚥性肺炎の予防にも言えます。誤嚥してむせてしまっても、それをきちんと咳で出すことができれば肺炎まで進行することはありません。

岡田真理子医師

これは物理的に筒の底のほうに詰まったもの（痰）が、うつぶせで向きを変えることによって反対向きに出てくるというイメージで理解していただけるでしょう。これは医療現場でもよく行われている方法で、自分で向きを変えられない人がずっと仰向けにならないよう、介護やリハビリをする人が定期的に姿勢を変えていきます。肺は柔らかいスポンジのようなものです。スポンジの１か所に負荷がかからないように常にいろいろな方向に向けるのが大事です。

うつぶせで

集中力が高まる

「間《ま》」をつくり、脳に休息を与える

私たちの生活は常に緊張やストレスにさらされています。適度な緊張やストレスは、気を引きしめたり、やる気につながったりもしますが、度を越すと交感神経が常に優位に働き、自律神経が乱れ、脳や体の働きをにぶらせます。そうならないために、一日の中で少しでもリラックスする時間をつくることが大切です。

うつぶせによって呼吸が深くなると副交感神経が優位になり、リラクゼーション効果が得られま

岡田真理子医師

自律神経のアンバランスが取れる可能性があります。人間の体は緊張状態が続くとさまざまな不具合が出てきます。緊張を解除する１つの方法として、うつぶせを取り入れるのはとてもいいと思います。

す。それにより自律神経が整い、ここぞという時の集中力が高まります。

　私たちには必ず「間《ま》」という隙間時間が必要です。寝る前についスマホを長々と見てしまう人も多いでしょうが、うつぶせになるとその間は何もできなくなるので確実にスマホから切り離されます。

　このように「脳を何もしない状況に置く」ことで作業効率が上がるということが、最近の研究でも明らかになっています。

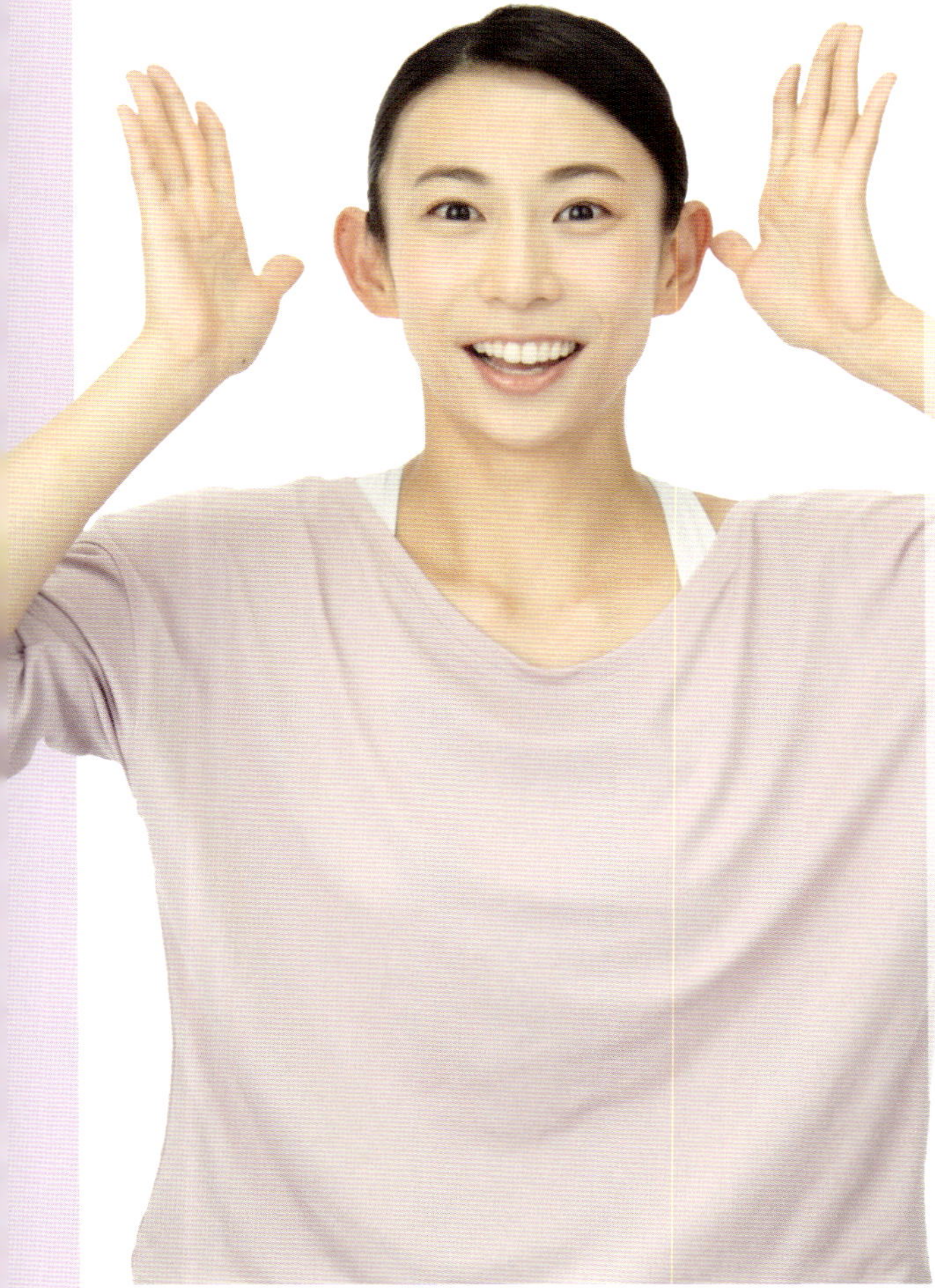

岡田欣之医師

たとえばうつぶせによって睡眠がよくなれば、集中力が高まり、仕事効率が上がる、ということは言えるでしょう。

そういう意味では意識の問題も大きく関わってくると思います。集中力というのはデータで見るものではなく、自分の心の持ちようが大切です。集中力を上げたいと思って意識してうつぶせを行えば、必ず何らかの結果は出るはずです。少しでも結果が出れば、さらに意識が高まってより効果が出ると思うので、まずは信じてやってみてください。

まだまだこんなに！ うつぶせで起こった奇跡の数々

ひどい足腰の痛みが軽くなった

50代・女性

私は28歳の時に股関節の手術を受け、現在51歳になります。

加齢とともに徐々に筋肉が硬くなり、股関節を曲げ伸ばしする角度が制限されてきました。

長時間椅子に座るとその後が大変で、立ち上がった時には「イタタタタ！」と腰を伸ばせないことがあり、今からこんな状態で先行きに大きな不安を抱えていました。それに睡眠中も寝返りするたびに足腰が痛くて、寝ていても意識の底には痛みを感じているような状態で、何とかしたいと思っていました。

他にも、周囲に相談すると大げさに言っていると思われるのですが、夜中に自分の唾液でひどくむせてしまい、苦しく怖い思いをすることもたびたびありました。

これらのことから、とにかく痛みをなくしたい！　睡眠中の恐怖体験をなくしたい！　熟睡したい！　と常々思っていたのです。

乾先生に毎日1分間のうつぶせをすすめられた時は、「たった1分で？」「うつぶせだけで？」「手術しているのに変化が出る？」なんて思いながら半信半疑でしたが、とにかく何もしないより試してみようと思って始めてみました。

久しぶりにうつぶせをしてみると、首の周囲が窮屈で肩や背中、腰も少し突っ張った感じがしてしっくりきませんでした。

私の股関節は曲がる角度に制限があるため、お腹の下に薄い枕を入れるようにして落ち着く姿勢を探りました。

1分間はあっという間に終わりますが、1週間もしないうちに窮屈に感じていたはずの首や背中や腰まわりが徐々に気にならなくなっていました。

そして、自分の体の重みで股関節がじわじわ伸びていく感じがわかりました。じわじわ……なので痛みは伴いません。うつぶせの後は股関節や腰、首、肩まわりが軽くなっています。

呼吸もしやすくなっていることに気がつきました。胸が床と接触しているので、深く大きな呼吸をしようとしても胸は膨らみにくいです。しかし、背面が伸ばされていくのがよくわかります。少しずつ大きく深い呼吸もできるようになってきています。

そしてなんと、いつの間にか夜中に唾液でひどくむせることがなくなり、恐怖体験はなくなりました。命拾いした思いです！

足腰の痛みは完全にはなくなっていませんが、睡眠中の痛みは確実に軽減していて、睡眠の質は変化しています。

最後に、うつぶせをするとなぜか気分が落ち着くので、忙しい時や気持ちが沈んだり疲れを感じた時、家事の前にまずうつぶせになって一旦リセットすると、心身ともに動きやすくなります。

半身半疑で始めたうつぶせですが、簡単にできるので今でも続けることができています。

娘も私も便秘が改善

20代・女性

ここ最近、生後6か月の娘の便秘に悩んでいました。小児科にも行きましたが、結局は便を出すために綿棒を使わないといけない状況でした。

そんな時にうつぶせのことを聞いて早速、娘に試してみたところ、すぐにイキミだしていい音が！

それからというもの、毎日うつぶせをさせるようにしています。今のところ、首もすわっていて自分でうつぶせになれるので、横で私が見ている時に本人の体力に応じてうつぶせ姿勢をとらせている状況です。

どうしていいかわからなかった便秘が解消されて、本当に嬉しく思っています。

また、母親である私も実践することで、便秘が少し改善されたように思います。

※乳幼児のうつぶせにはSIDS（乳幼児突然死症候群）のリスクがあるので、必ず保護者が見守る中で注意して行ってください。

肩や腰の痛みがやわらぎ、朝の目覚めもスッキリ！

50代・女性

私は40代前半から腰痛と肩こりに悩まされていました。このまま、この痛みとずっと付き合っていかないといけないんだろうなあと覚悟していました。

仕事をしている時間の約半分は立ち仕事、事務処理にデスクワークもしています。

ある時、このまま年を重ねていったら私の体はどうなるのか？　と友人と話をしたことがありました。

友人から「1分でいいから、うつぶせで寝てみて！」と言われ、えっ！　うつぶせって胸が苦しくなるんじゃないの？　というイメージしかありませんでした。

その友人が言うには、寝る前に1分くらいうつぶせになるだけで、あとは好きな体勢で寝ていいとのこと。それなら、やらないよりは行動してみようと思い、布団に入ってから意識してうつぶせになるようにしてみました。

やってみて3日くらいした頃から、「あれ？　すぐ寝られているかも」。

布団に入ってうつぶせになると、3〜4分で寝つけるように。逆に最初から仰向けになって寝てみると、腰は痛いし、なかなか寝つけません。

そこで、もう一度うつぶせになってみました。あれ？　不思議！　いつの間にか寝てしまっていて、気づいたら朝でした！　腰の痛さもやわらいで肩こりもスッキリしています。

それからは寝る前と起きる前に1分程度うつぶせになるという習慣をつけていきました。

今、うつぶせを始めて約半年になりますが、朝の目覚めはスッキリしているし、腰の痛みもやわらぎ、朝起きるのがつらくなくなりました。

睡眠の質が上がり、一日を快適に過ごせるように

40代・女性

40代半ばになって間もなくから、夜中に突然目が覚めてしまって、その後、眠れなくなるということが続いていました。十分な睡眠がとれていないせいか日中も眠気が取れず、それに従い集中力も落ち、かつては半日で終わらせていた仕事を翌日まで持ち越してしまうということもたびたびでした。

当然、朝起きる時もすっきりとはいかず、目覚ましを止めてからもしばらくは起きられずまだ床の中、ということもしばしばでした。起きた後もどこか抜けない疲れを感じて、以前のようなやる気が起きない自分にいらだつこともありました。

そんな悩みを人に話すと、プレ更年期特有の睡眠障害の症状ではないかと言われ、年齢も年齢だし、それなら仕方がないと、半ばあきらめていました。そんな時にすすめられたのが、「うつぶせ」です。

大して難しくもないので、気休めくらいの気持ちで夜寝る前にやってみました。すると、全身が伸びる気がして思っていた以上に心地よく感じたのです。

仕事は座っている時間が長いので、自分が猫背気味であることは承知していました。うつぶせになると背中も無理なく伸びている気がして、全身に心地よさが染み渡っていく気がします。

1分間だけでいい、と聞いていましたが、あまりに気持ちいいので、そのままずっとそうしていたい気さえしました。気がつくと10分くらい苦もなくうつぶせになっていました。

その後は眠る前はもちろん、朝起きる時にも、とりあえずは1分程度うつぶせ姿勢をとることを続けていきました。

すると、夜中に目覚めることが減り、朝までぐっすり眠れる日が多くなりました。目覚めも以前よりすっきりし、目覚ましを止めると同時に起きることができます。おかげで、朝は慌てず余裕を持って家を出ることができるようになりました。

とにかく、睡眠の質が上がったおかげで、一日を快適に過ごせるようになったことは間違いありません。

「困ったら、うつぶせ」が私のお守りです

30代・女性

現在、1歳半の息子を育児中です。子どもの体重が増えてきたので、日々の抱っこやおんぶで肩や首は常にパンパンに張っている状態、気がついた時には首につんとした痛みが走り、左腕が上まで上がらなくなっていました。また、子どもが夜中に何度も起きるため睡眠時間が十分に取れず、慢性的な倦怠感にも悩まされていました。

友人からうつぶせがいいと聞いたので、気休めのつもりで何気なく行ってみたところ、すぐにふわーっと体が軽くなって、あまりの気持ちよさにそのまますとんと眠ってしまいました。

いつもなら子どもを寝かしつけた後、体は疲れているのになかなか眠りにつけず、しばらくスマホを意味もなくいじって時間をつぶしていたのですが、その夜はスマホを手に取ることもなく、深い眠りにつくことができたのです。

翌朝の目覚めはとてもよく、久しぶりに「よく寝た」と思えました。疲れもだいぶ取れたように感じました。正直、うつぶせになるだけでここまで気持ちよく、体がラクになるとは思っていなかったので、その即効性と効果の高さに驚きました。

これまでは漠然とですが、うつぶせになると胸が苦しくなるようなイメージを持っていました。ところが、実際に行ってみるとまったく逆で、呼吸をするごとに、張っていた背中が重圧から解放されていくような爽快感があります。手先や足先までぽかぽかしてきて……、この感覚はやってみた人にしかわからないでしょう。

私の場合、夜は子どもが腕枕でないと寝てくれないため、毎晩はできていません。でも、本当に体がどうにもならないほどつらい時や風邪をひきそうな時、昼間のあいた時間などにリビングでしばらくうつぶせになるようにしています。すると、これまでなら熱を出していたような体調でも、翌日には不思議と具合がよくなっています。

「困ったらとにかくうつぶせになる」というのが、私のお守りのような習慣になっています。

余談ですが、うつぶせになってお腹を下にしていると、ただ気持ちがいいだけでなく、何とも言えない安心感に包まれます。懐かしいような、ほっとするような、とにかく心が落ち着いて安心できるのです。

慣れない育児で不安になったり孤独を感じることもありますが、うつぶせの時間をつくることによって、「大丈夫、大丈夫」と前向きな気持ちを取り戻せるような気がします。

リハビリの1つとして利用者さんにすすめています

30代・女性

現在、10歳と6歳の子どもを育てながら、老人ホームのリハビリテーション施設に理学療法士として勤務しています。デイケアといって日帰りの利用者さんにリハビリを行うのが仕事です。

私はこれまで、リハビリの現場でうつぶせで施術するという機会がほとんどありませんでした。「うつぶせがいいよ」という話を聞いたこともあったのですが、実際に行う場面はなかなかなかったのです。

勉強会で乾さんからうつぶせをすすめられて、まずは自分でやってみることにしました。昔は自然にできていたはずなのですが、かなり久しぶりでした。

一番の感想は「落ち着く」というものでした。何と言うか、安心感があるんです。また、特に足が伸びている気がしました。

私は肩こりがけっこうあるので、うつぶせになると首の位置が落ち着かなくて、どうしても上半身に力が入ってしまいますが、下半身はけっこう伸びてリラックスできるなと思いました。

それから、施設でも利用者さんのお体や症状を見て、必要だなと思う人にはうつぶせでの治療を行うようになりました。

みなさん、「うつぶせになってください」と言うとびっくりされます。それはたぶん、今までのリハビリでそう言われたことがないからだと思います。

実際にやっていただくと、その動作が「できる」ということがわかり、自信につながるようです。そして訓練のたびに素早くできるようになり、うつぶせ自体が寝返りや体幹の回旋運動（ひねる運動）にもなっています。

みなさん背中が曲がって丸い姿勢の方ばかりなので、うつぶせになるだけでいいストレッチになります。

また、体幹や骨盤が固い方に「回旋運動をしてくださ い」と言っても難しいのですが、「うつぶせになってください」と言うと、よく知っている動きなので、気張らずに自然に動いてくれます。

うつぶせになってもらうと、リハビリでできる範囲が増えるので、リハビリする側にとっても非常にやりやすくなりました。なので、今ではうつぶせをしても大丈夫な方には積極的に取り入れています。

大抵の方はうつぶせになってから2〜3分ほどでリラックスしてウトウトされます。赤ちゃんが縦抱きやおんぶなどで、お腹を母親の体につけるほうがすぐに眠ってしまうのと同じような安心感があるのかなと思っています。

事故の後遺症の痛みとだるさが緩和された

30代・男性

バイクの事故がきっかけで、6、7年前からストレートネックに悩まされていました。

症状としては、30分くらい携帯電話を使ったり読書を行うと首のあたりに鈍痛が起こり、背中にだるさが出るというものです。

そこで約1か月間、夜の読書前に1分、症状が出た時に1分、毎日うつぶせを行いました。

はじめの4日くらいまでは、体がストレッチされて気持ちがいい程度でしたが、一時的にラクになった感じはしました。とはいえ、うつぶせの体勢自体は少し窮屈な感じがするというか、厳密に言えば首に少し痛みを感じました。その後、読書を再開すると10分くらいでまただるさが出てきました。

10日目くらいで首の痛みはやわらぎましたが、うつぶせをやめるとまた元に戻るというのを繰り返していました。うつぶせは前よりも長くできるようになりました。背中のだるさも軽くなってきたように思います。

16日目くらいになると、ラクにうつぶせになれるようになりました。首のだるさはありましたが、背中のだるさは1時間の読書中、起こらなくなりました。

25日目には首の症状が現れなくなりました。

27日目、首のだるさは25日目と変わらず、うつぶせになって10分くらいで首に鈍痛がありました。背中のだるさは2時間の読書中には見られませんでした。

約1か月うつぶせをしてみて、首に痛みが出るまでの時間は以前よりも長くなったと思います。ただし、一度痛みが出てしまうと、その痛みは解消しません。背中のだるさについては、だいぶ緩和された感じはします。

僕なりに分析すると、うつぶせをして体がやわらかくなったため、可動域が広がって、痛みが出るまでの時間はだいぶ長くなりました。ただし、やはり全体的な筋力量が少ないなど、また別の課題がある気がします。うつぶせをすることが、そのことに気づくきっかけになりました。

その後も毎日ではありませんが、首に痛みが出たり、体がだるくなった時は、うつぶせになっています。

僕のように筋力が弱い人や運動不足で体が固くなっている人などは、うつぶせをして体をやわらかくしてからピラティスやトレーニングで筋力強化をすることで、効果がすごく上がると思います。

自分の経験から患者さんにも実践！

40代・女性

大阪府の病院で理学療法士として働いています。

私がはじめてうつぶせの効果を実感したのは、患者さんにではなく、私自身の長年の重労働からくる極度の疲労感にでした。そこから引き起こされる肩こり、腰痛、睡眠障害は、精神的、肉体的に機能低下を引き起こし、思うように仕事ができない毎日を過ごしていました。

プロとして知識と技術は持ち合わせていたため、自身の体のメンテナンスをいろいろ試していましたが、なかなか若い頃のようにすっきり改善できたという感覚がありませんでした。

しかし、ある日、仕事から疲れて帰り、自然とうつぶせになったところ、次に目覚めた時には朝になっていました。

それまでは夜中に何度も目が覚めていた私が、一度も目を覚ますことなく熟睡していたのです。その目覚めの爽快感に体の重だるさは一切感じられませんでした。

その頃、偶然にも研修会で乾先生と出会い、「うつぶせ療法」に関する知識とその効果を学び、自身の体験から適応と考えられる患者さんに実践してみたところ、呼吸障害や肩こり、腰痛に大きな効果を発揮した症例を幾度も経験しました。

PART 3

「うつぶせ」のままできる！

体がどんどん よみがえる うつぶせ＋エクササイズ

うつぶせに慣れてきたら、
今度はそのまま簡単なエクササイズをしてみましょう。
このエクササイズは姿勢を保ち、
歩くために必要な筋肉の強化が目的で、
理学療法の現場でよく用いられる運動に加え、
ピラティスのエッセンスを取り入れたものになります。

100歳まで自分で歩く

エクササイズ 1

太もも裏の強化と前太もも伸ばし

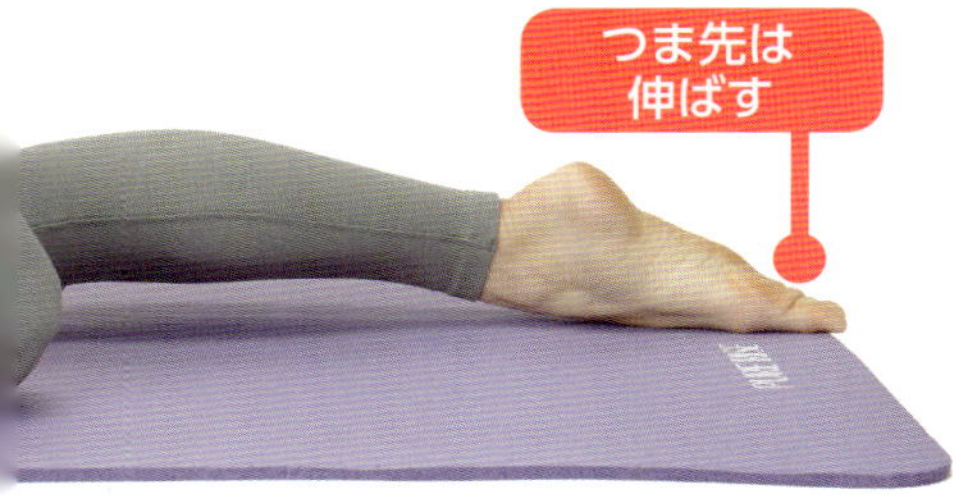
つま先は伸ばす

太もも裏とお尻の筋肉は、股関節を後ろに伸ばし、足を後方へけり出すのに欠かせない筋肉。これらの筋肉を鍛えることで、前に踏み出す推進力を高めることができます。同時にブレーキの筋肉である前太ももをストレッチすることで、太もも全体の筋肉のバランスを取ることができます。
このエクササイズを続けると、歩幅が広がり、歩行スピードも自然に上がります。太ももの前が伸ばされるので、股関節の前面の緊張がやわらぎ、骨盤の前後傾きのバランスが取れ、姿勢改善につながり、人によっては腰痛軽減にも効果があります。
ただし、腰に痛みの出る場合は無理しないでください。

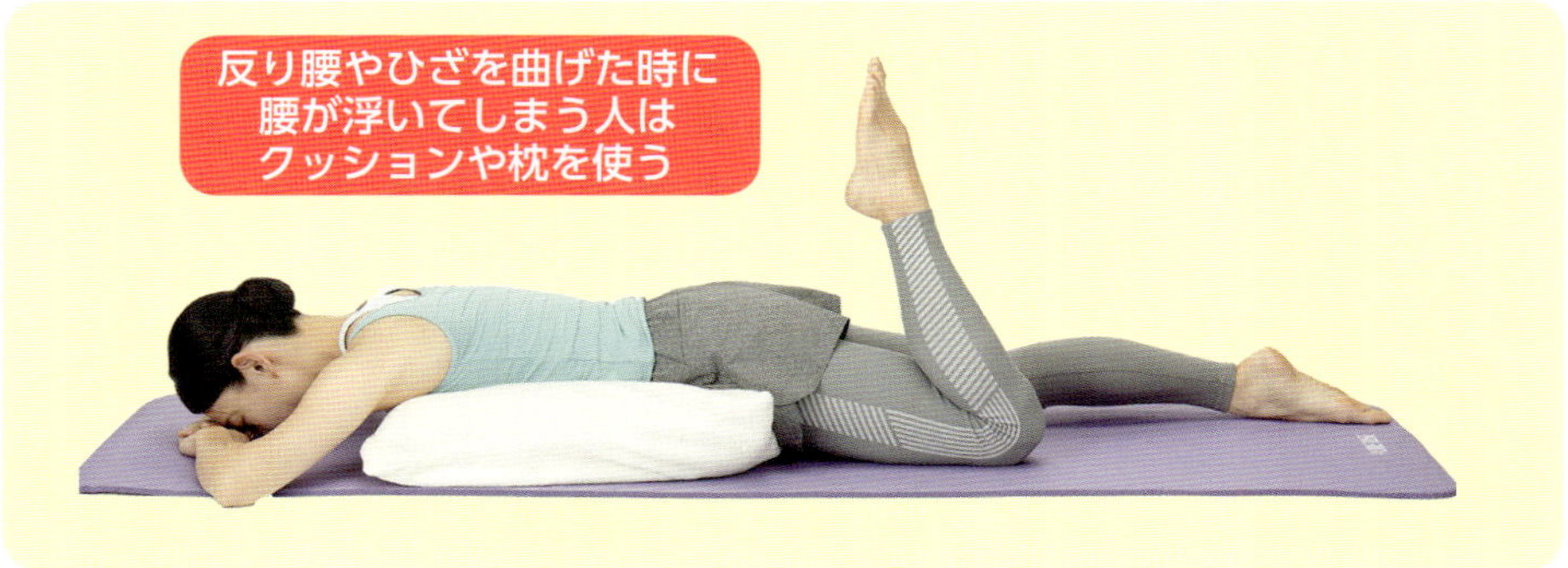
反り腰やひざを曲げた時に腰が浮いてしまう人はクッションや枕を使う

やり方

1. うつぶせになり、両手を重ねておでこをつける
2. つま先を伸ばして、息を吐きながらゆっくりと左右交互に足を曲げ、元に戻す
3. 慣れてきたら、かかとをお尻に近づける

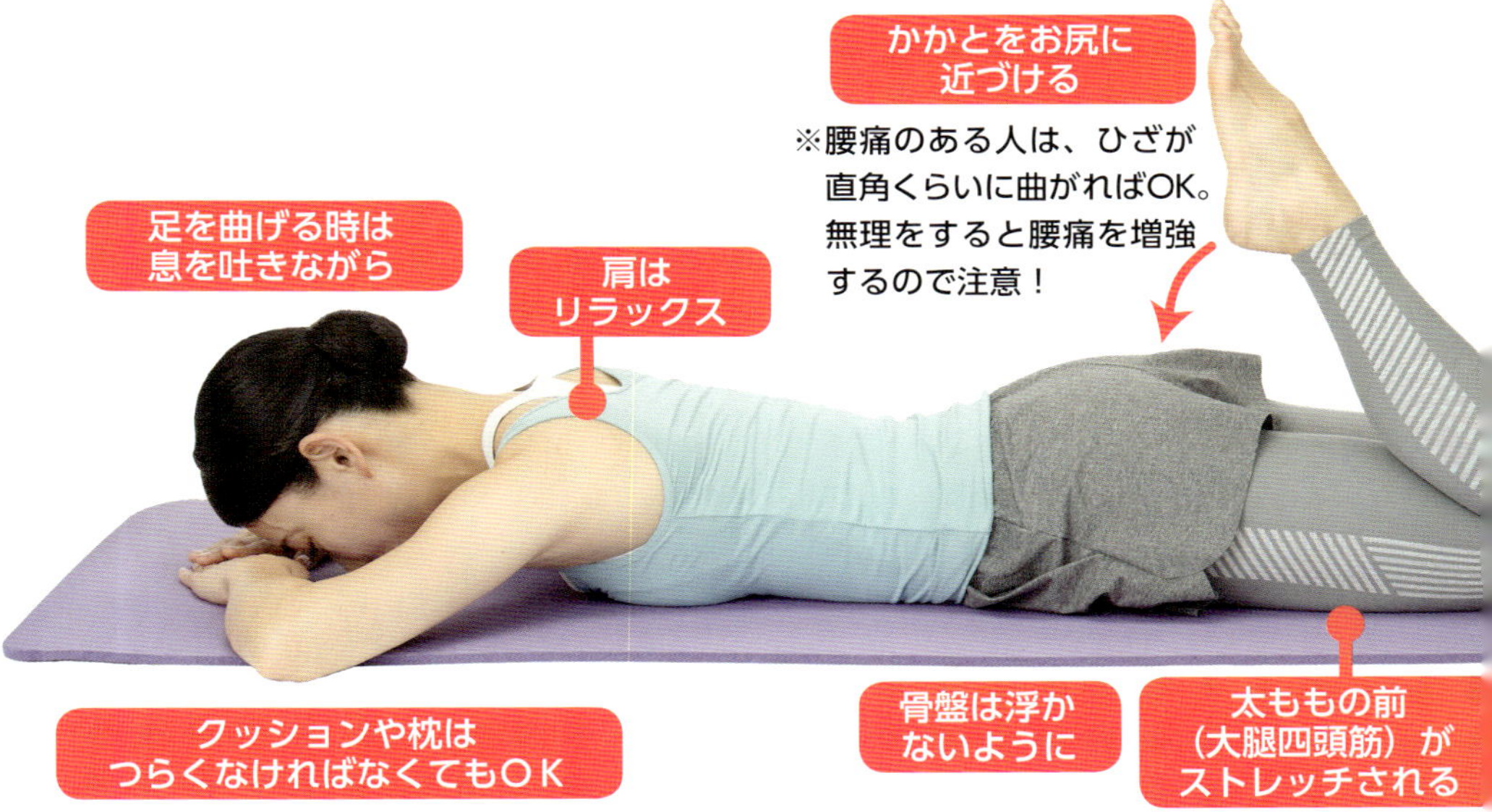
かかとをお尻に近づける
※腰痛のある人は、ひざが直角くらいに曲がればOK。無理をすると腰痛を増強するので注意！
足を曲げる時は息を吐きながら
肩はリラックス
クッションや枕はつらくなければなくてもOK
骨盤は浮かないように
太ももの前（大腿四頭筋）がストレッチされる

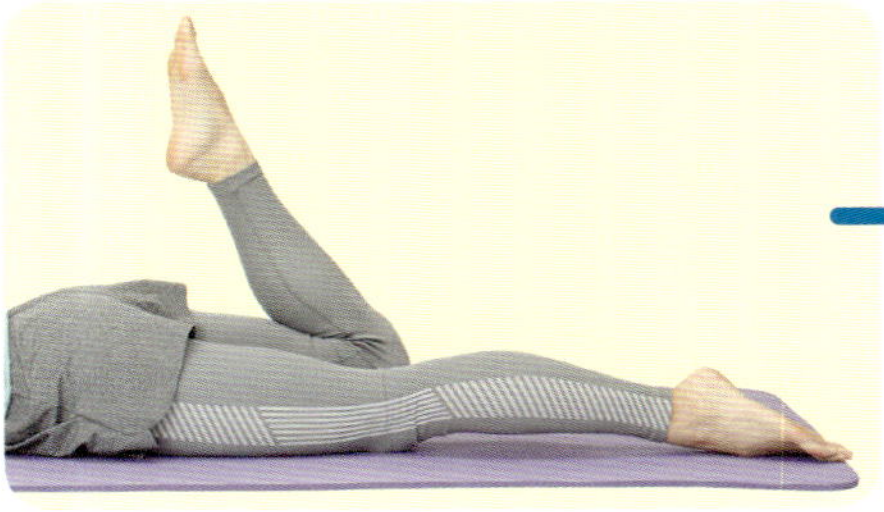

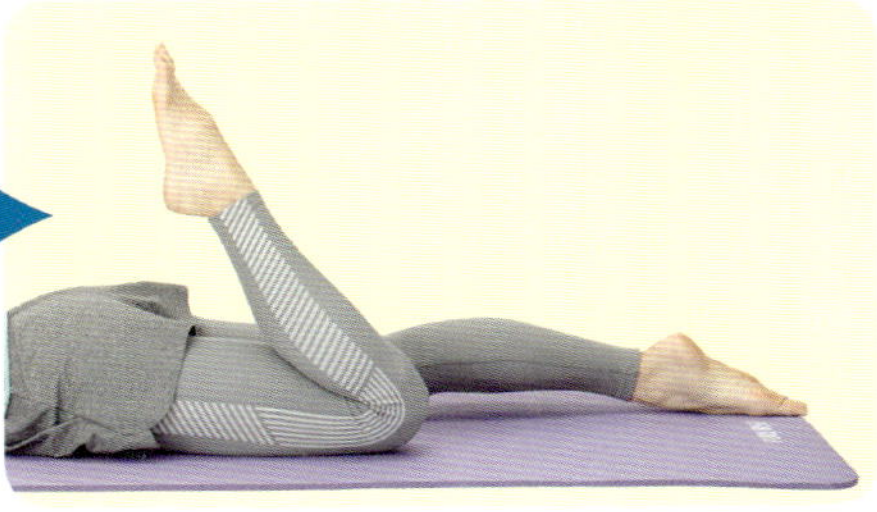

左右10回ずつ、1日に2セット行う

重たい体が軽くなる

エクササイズ 2

お尻の強化と太もも伸ばし

太もも裏と、大臀筋というお尻の筋肉を鍛えることで、前太ももの緊張をやわらげることができます。また、息をふーっと吐きながら行うことで、お腹の腹圧を高める練習になります。一般的な腹筋とは違い、肋骨を広げて腹筋全体を使うので、腹直筋だけでなく、腹斜筋、腹横筋などお腹全体のトレーニングにも。

腹筋全体を鍛えて、腹圧が高まると、骨盤が安定し、お尻に力が入りやすくなります。すると、お尻の筋肉である臀筋群（大臀筋、中臀筋、小臀筋）の協調につながり、効率よく運動をやっていけるようになります。

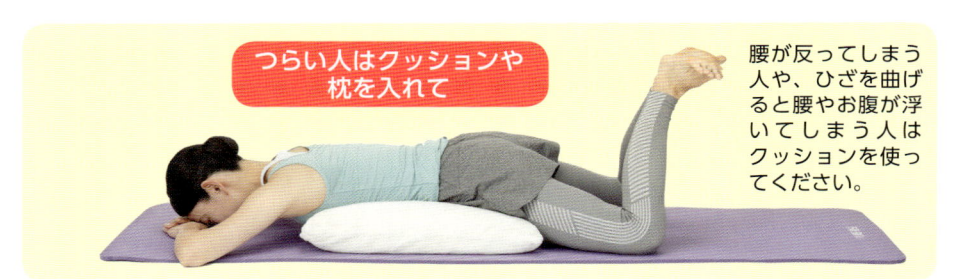

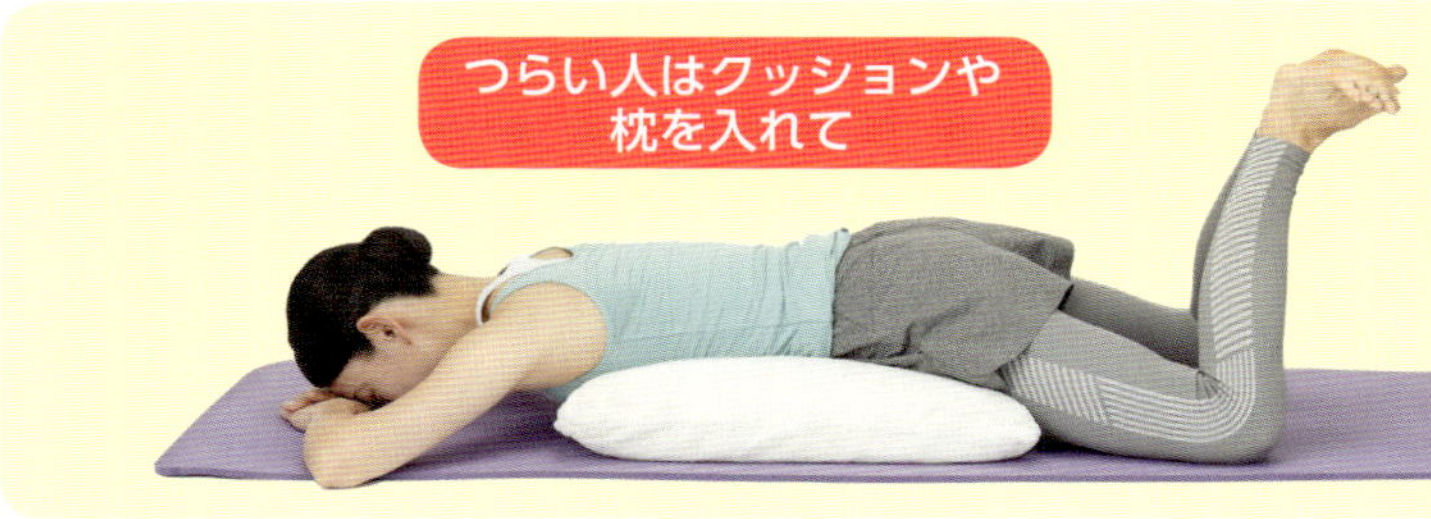
つらい人はクッションや枕を入れて

腰が反ってしまう人や、ひざを曲げると腰やお腹が浮いてしまう人はクッションを使ってください。

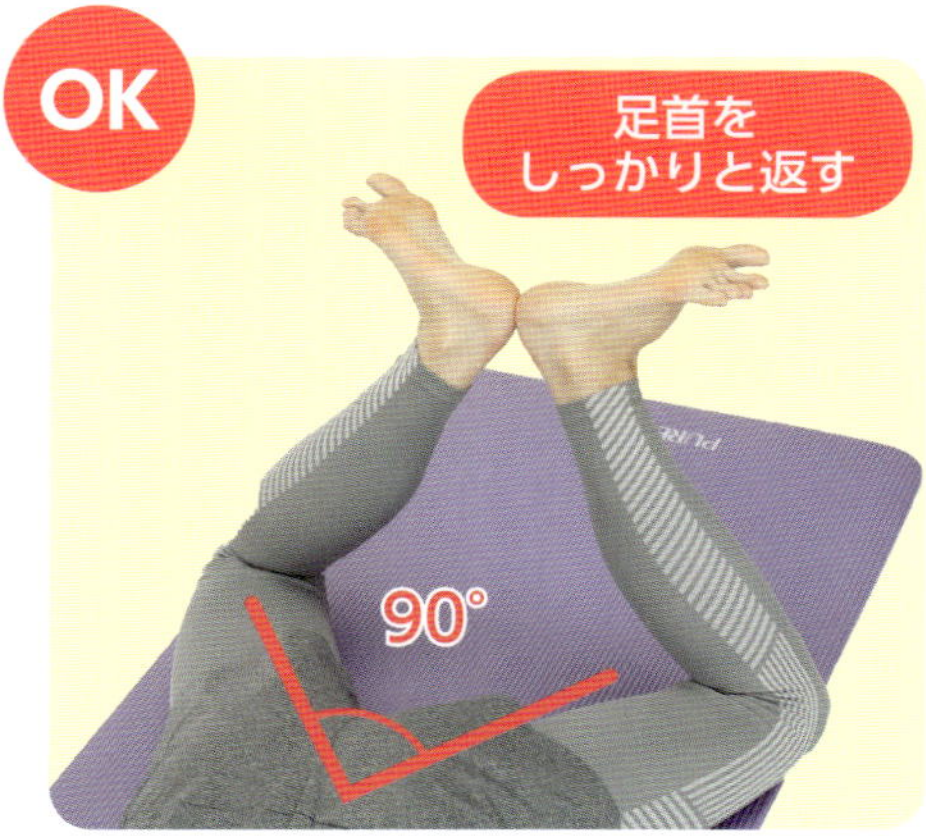
OK
足首をしっかりと返す
90°

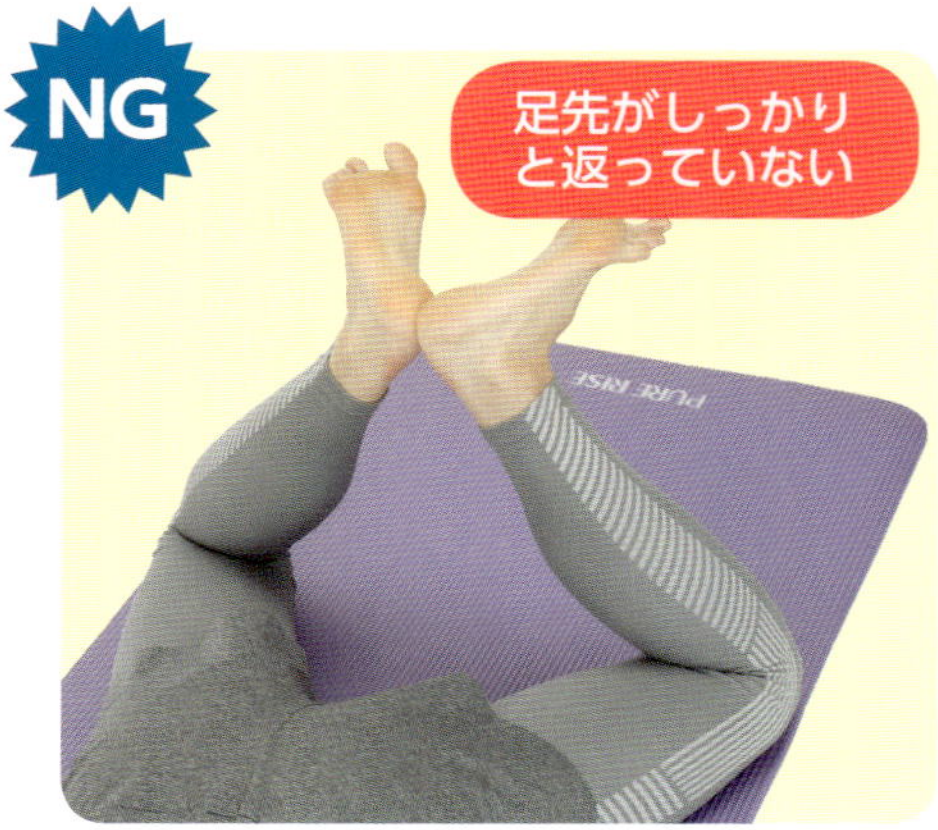
NG
足先がしっかりと返っていない

やり方

❶ うつぶせになり、両手を重ねておでこをつける
❷ 両足（股の部分）を約90度開く
❸ ひざを90度に曲げる
❹ 両足のかかとを合わせ、息を吐きながら3〜5秒くらい（息が続くだけ）押し合う

お尻、お腹、かかとの
3点を意識して行う

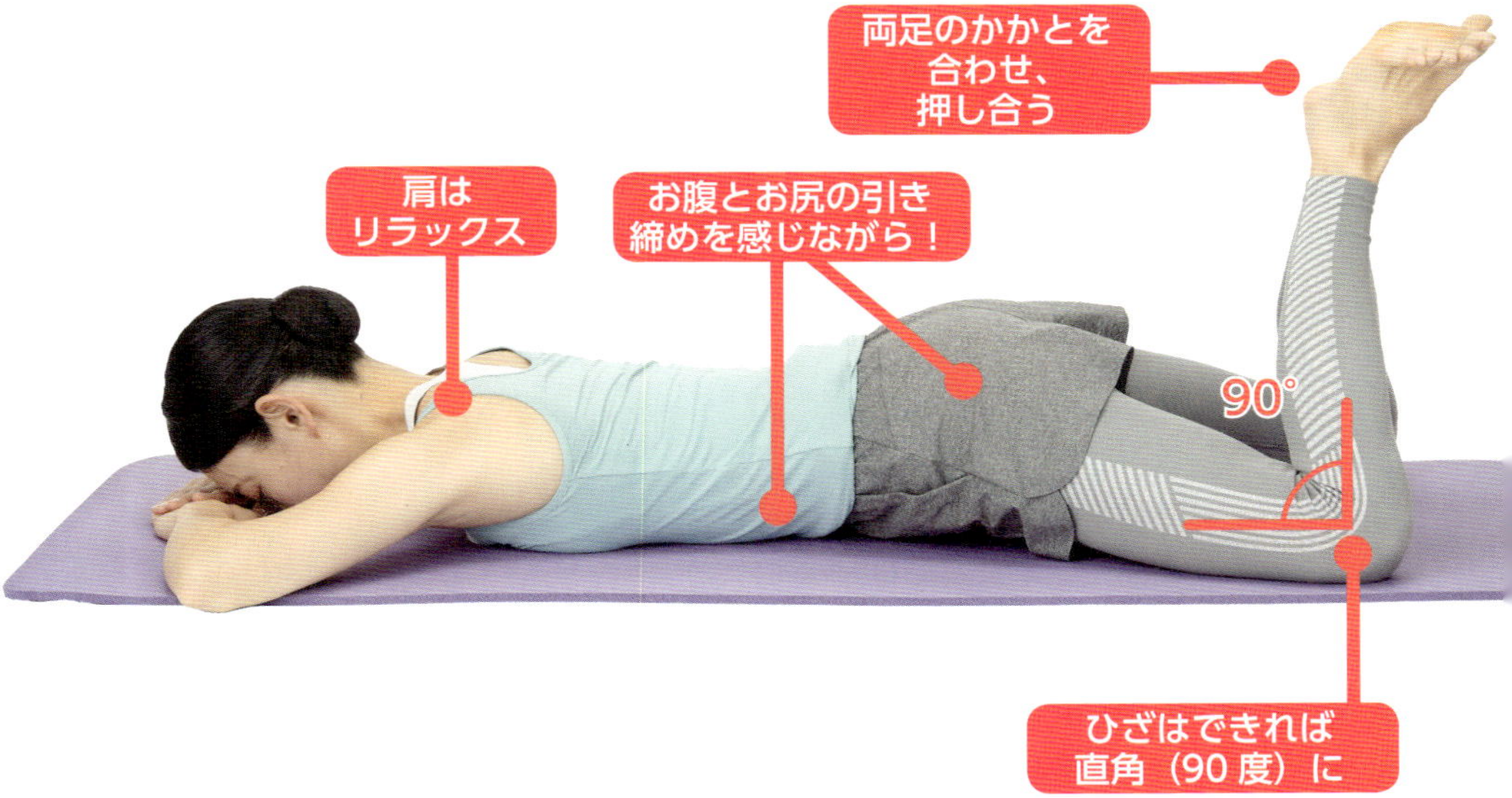
両足のかかとを
合わせ、
押し合う
肩は
リラックス
お腹とお尻の引き
締めを感じながら！
90°
ひざはできれば
直角（90度）に

❺ かかとを合わせたまま、押す力をゆるめる

❹〜❺を5回、1日に2セット行う

うつぶせで挫折なしの筋力強化を!

昔の日本人は床や畳を中心とした和式生活で、床の拭き掃除に代表されるように、ひざや手を床につく動作を日常的にしていました。ところが、現在は洋式中心の生活に変化し、掃除機やモップ、床用ワイパーなどを使用することで、そのような姿勢をとらなくなりました。

今、あらためて雑巾の上に両手を乗せて床の拭き掃除をしてみれば、その動作がいかに普段使わない筋肉を使っているかがわかると思います。

うつぶせを毎日行えば、それほど大変な思いをしなくても、少しずつ、無理なく体幹筋力を鍛えることができます。挫折せずに続けるという意味でも、うつぶせによる筋力強化は非常に優れていると言えるでしょう。

筋力に自信がない！　エクササイズなんて無理！　という人でも、うつぶせを習慣にすることでいつの間にか、この本で紹介しているような簡単なエクササイズなら難なくできるようになるはずです。

うつぶせが簡単にできるようになった人は、

応用
エクササイズに
発展させてみよう!

エクササイズ３と４は、うつぶせが苦にならず、
ラクにできる人のための発展エクササイズです。
体の状態に合わせて、
無理をせずに行うようにしてください。

姿勢をよくし、歩幅を広げる

エクササイズ 3

お尻〜太もも裏強化

お腹とお尻の引き締めを感じながら！

このエクササイズはエクササイズ1と2の複合バージョンといえるものです。足を浮かせ、重力による負荷がかかる分だけ、より力が入る感じがするはずです。そのため体幹にもより強い力が要求され、少しハードにはなりますが、姿勢不良と歩幅改善に大変効果があります。

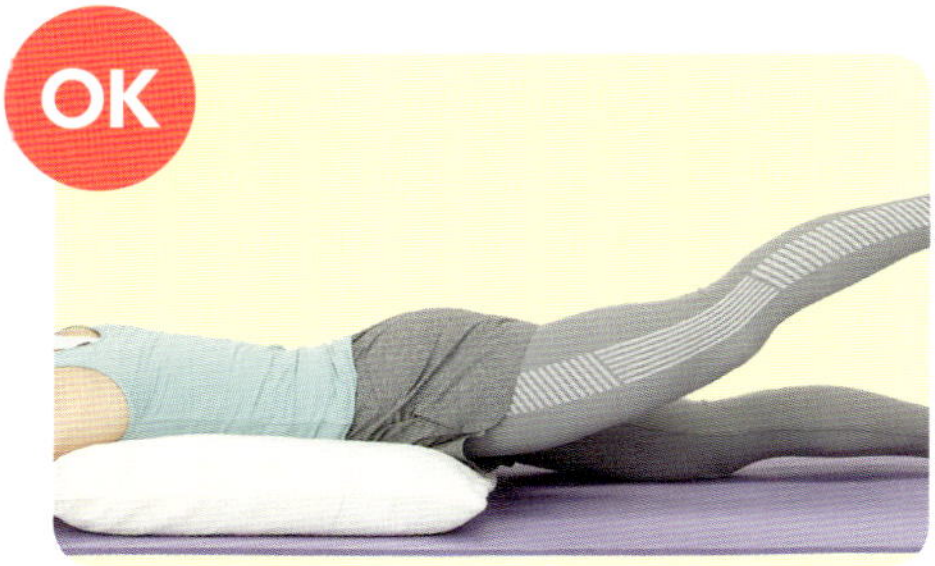
OK

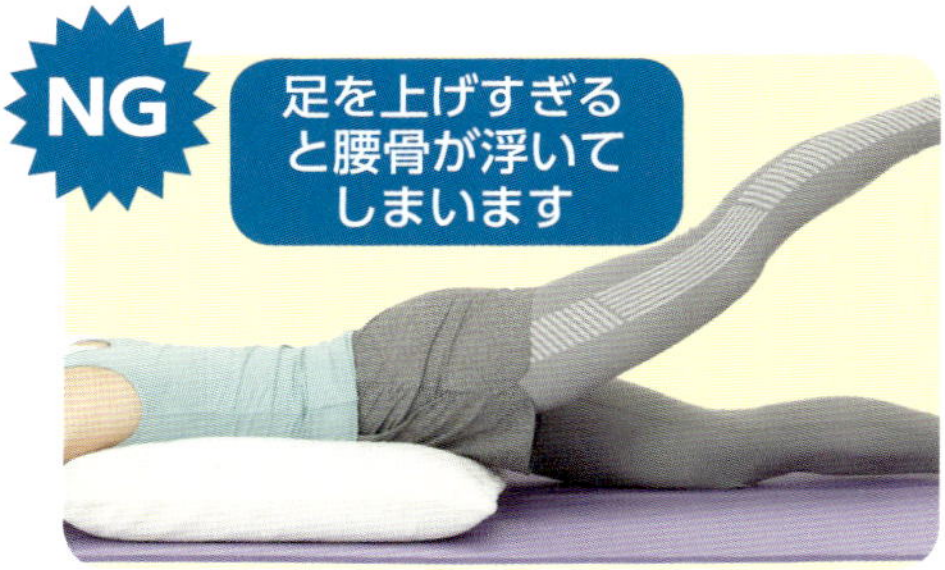
NG
足を上げすぎると腰骨が浮いてしまいます

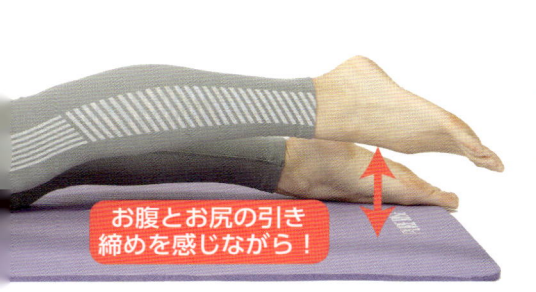

ここに注意！

このエクササイズは、うつぶせがラクにでき、エクササイズ1と2を枕やクッションを使わずにラクにできる人だけが行ってください。

体の状態によっては負荷がかかる場合があります。
痛みや不快感が出た場合はすぐに中止してください。
枕やクッションは10センチぐらいの厚みがあり、胴体部分を覆えるものがいいので、一般的な枕やクッションを使う場合は2つ並べて使ってください。

やり方

❶ 枕やクッションの上でうつぶせになり、両手を重ねておでこをつける

❷ 息を吐きながらお腹に力を入れ、片方ずつ足をゆっくり上げ、ゆっくり元に戻す

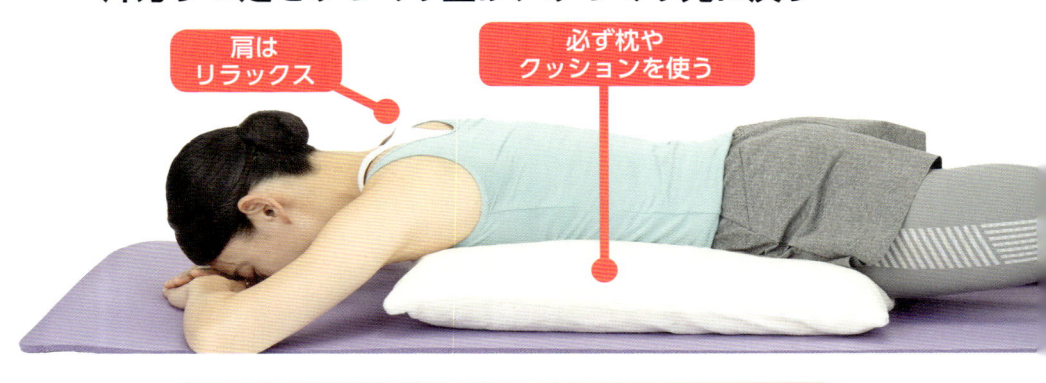

肩はリラックス
必ず枕やクッションを使う

左右5回ずつ、1日に2セット行う

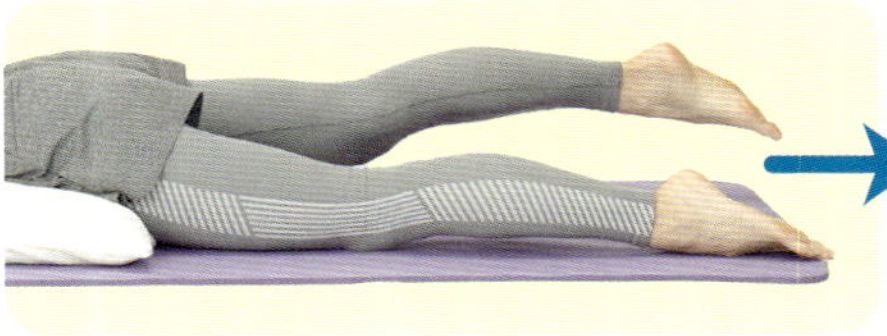

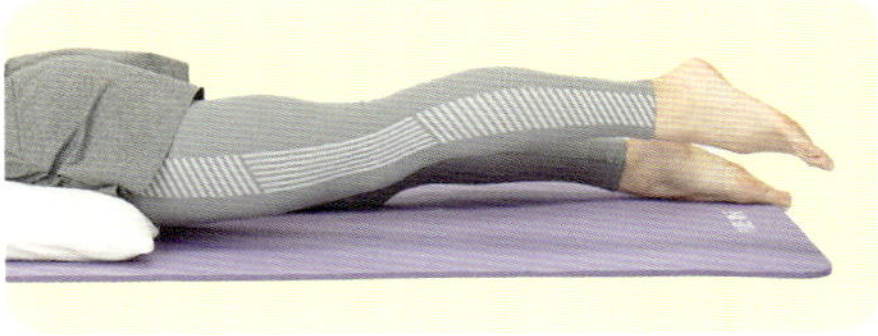

慣れてきたら、四つ這いでも行う

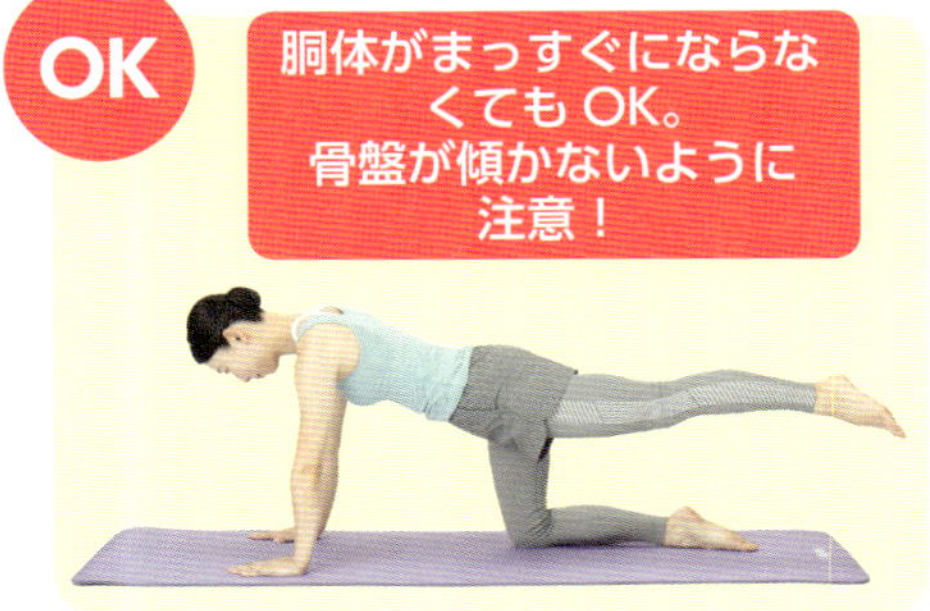

OK
胴体がまっすぐにならなくても OK。骨盤が傾かないように注意！

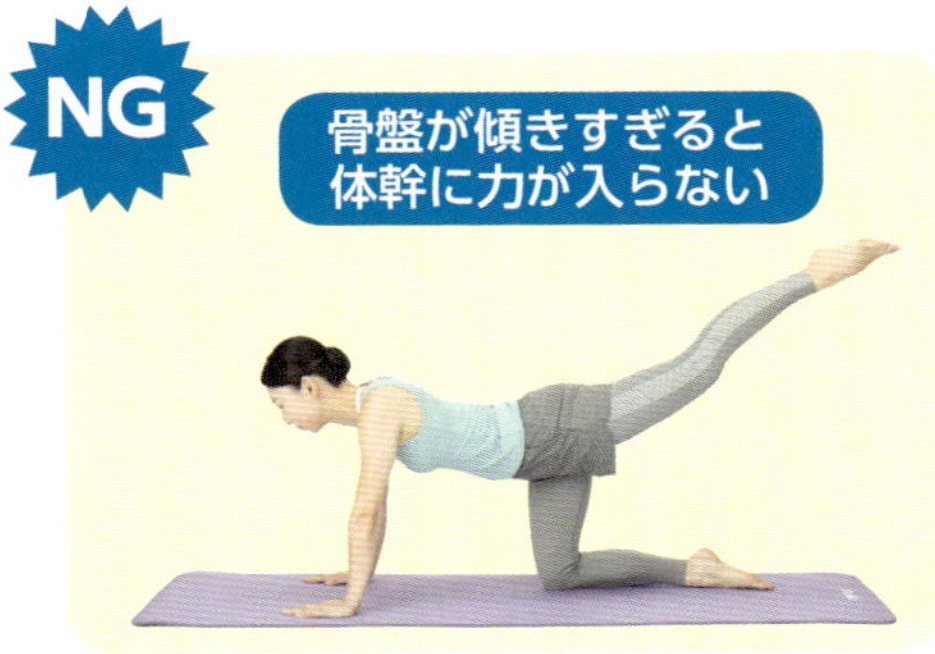

NG
骨盤が傾きすぎると体幹に力が入らない

いい姿勢をラクに維持できる

エクササイズ 4

背筋強化

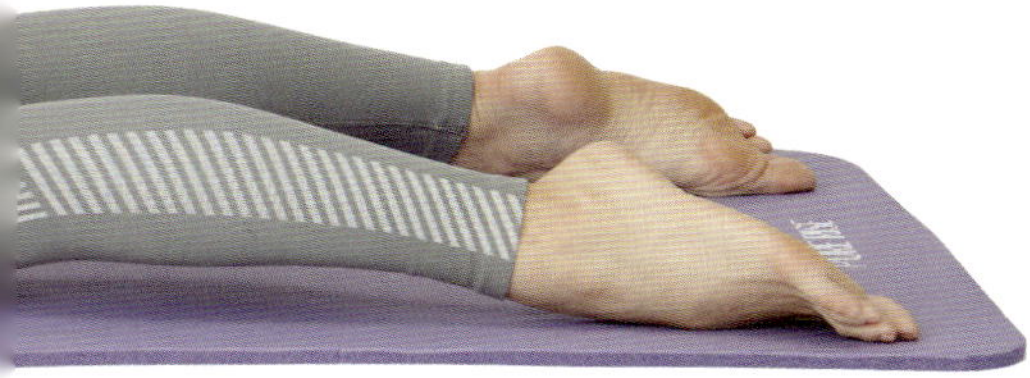

このエクササイズは背筋強化、特に上部の背筋を鍛えるのに特化しています。うつぶせになるだけでも背筋や胸椎は少し伸びますが、さらにそこを意識的に伸ばし、鍛えることで、猫背を改善し、美しい姿勢を維持することができます。
通常のうつぶせ姿勢から腰を反らすと体に負荷がかかるので、必ず体の下に枕やクッションを入れて行いましょう。

ここに注意！

このエクササイズは、ラクにうつぶせになることができる方で、さらに一度ゆっくり行ってみて首に痛みがない人だけが行うようにしてください。

体の状態によっては負荷がかかる場合があります。
痛みや不快感が出た場合はすぐに中止してください。
枕やクッションは10センチぐらいの厚みがあり、胴体部分を覆える長さのあるものがいいので、一般的な枕やクッションを使う場合は2つ並べて使ってください。

やり方

❶ 枕やクッションの上でうつぶせになり、両手を頭の両横に置く
❷ 息を吐きながらゆっくりと上半身を上げる
❸ 上半身を上げたまま息を吸う
❹ 息を吐きながらゆっくりと上半身を下ろす

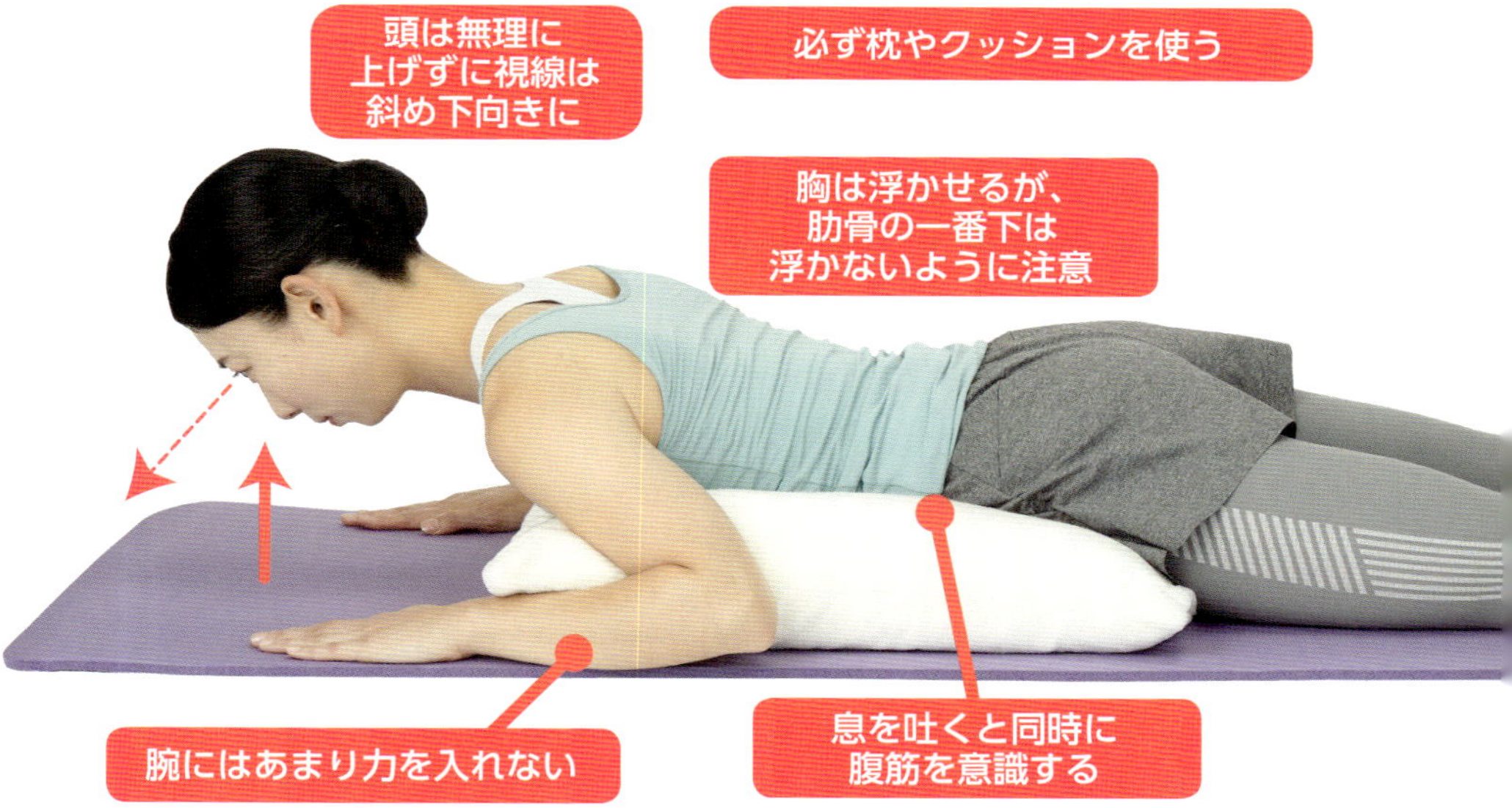

頭は無理に上げずに視線は斜め下向きに
必ず枕やクッションを使う
胸は浮かせるが、肋骨の一番下は浮かないように注意
腕にはあまり力を入れない
息を吐くと同時に腹筋を意識する

❷〜❹を5回、1日に2セット行う

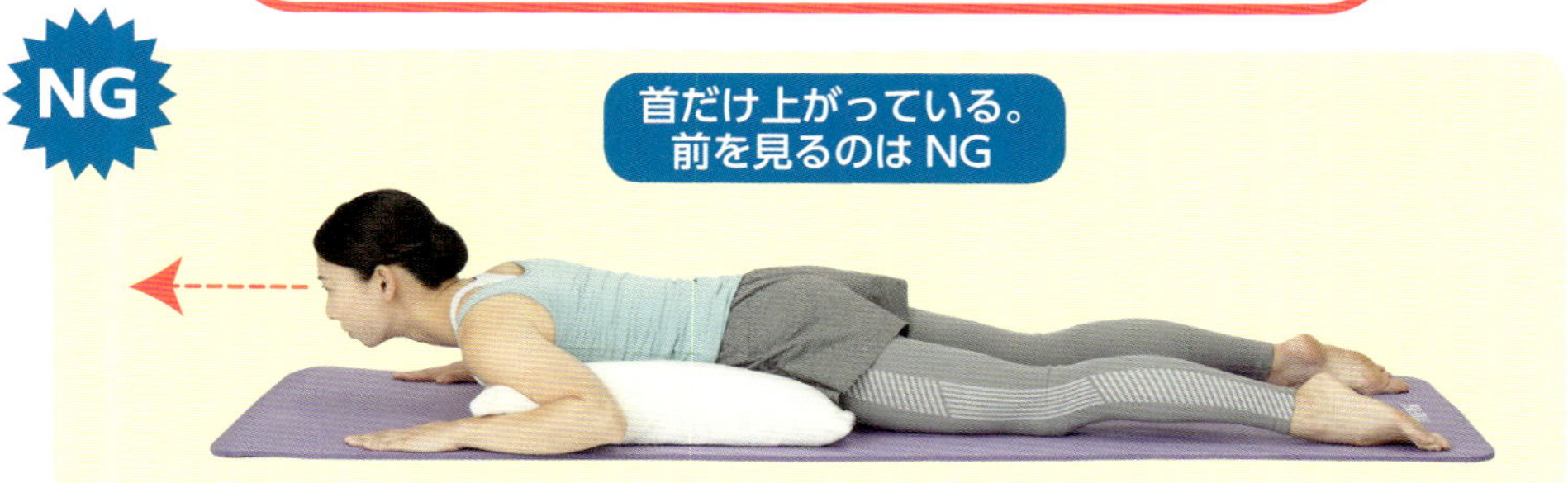

NG
首だけ上がっている。前を見るのはNG

うつぶせにならずにできる

エクササイズ 5

お腹伸ばしでリラックス

日中、外出先や職場などでうつぶせができない時は、座ったまま、あるいは立ったままでできるエクササイズをしてみてください。

横腹と肋骨を伸ばし、より深い呼吸がしやすくなります。このエクササイズは肋骨と背骨をほぐすのが目的ですが、高いリラックス効果も得られます。

仕事や作業の合間などに行うと、短時間でリフレッシュすることができます。


こんな簡単エクササイズも！

このエクササイズも肋骨と背骨を心地よく伸ばすことができます。

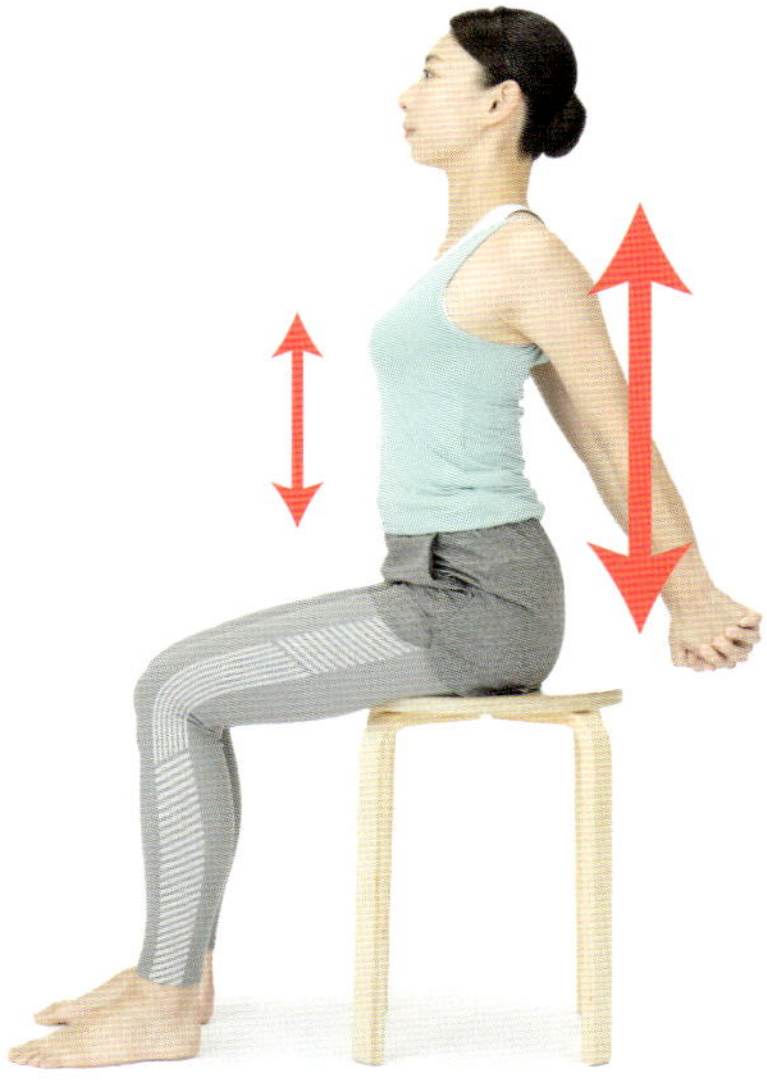

後ろで手を組んで、息を吸う。
息を吐きながら背中を反らす

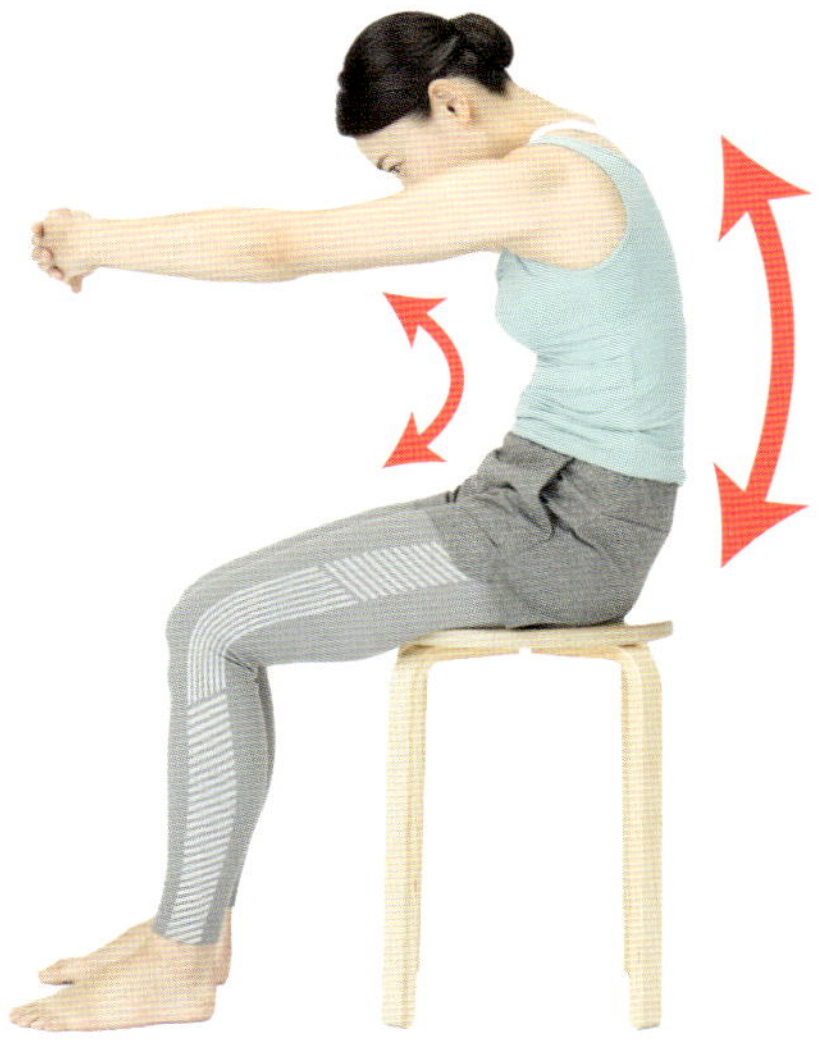

座った状態で前で手を組み、息を吸う。
息を吐きながら背中を丸める
（視線はひざの間に）

やり方

❶ 息を吸って、吐きながら片方の腕を上げ、側面を伸ばす
❷ 息を吐ききったら体を戻して、反対側も同じように行う

左右５回ずつ行う

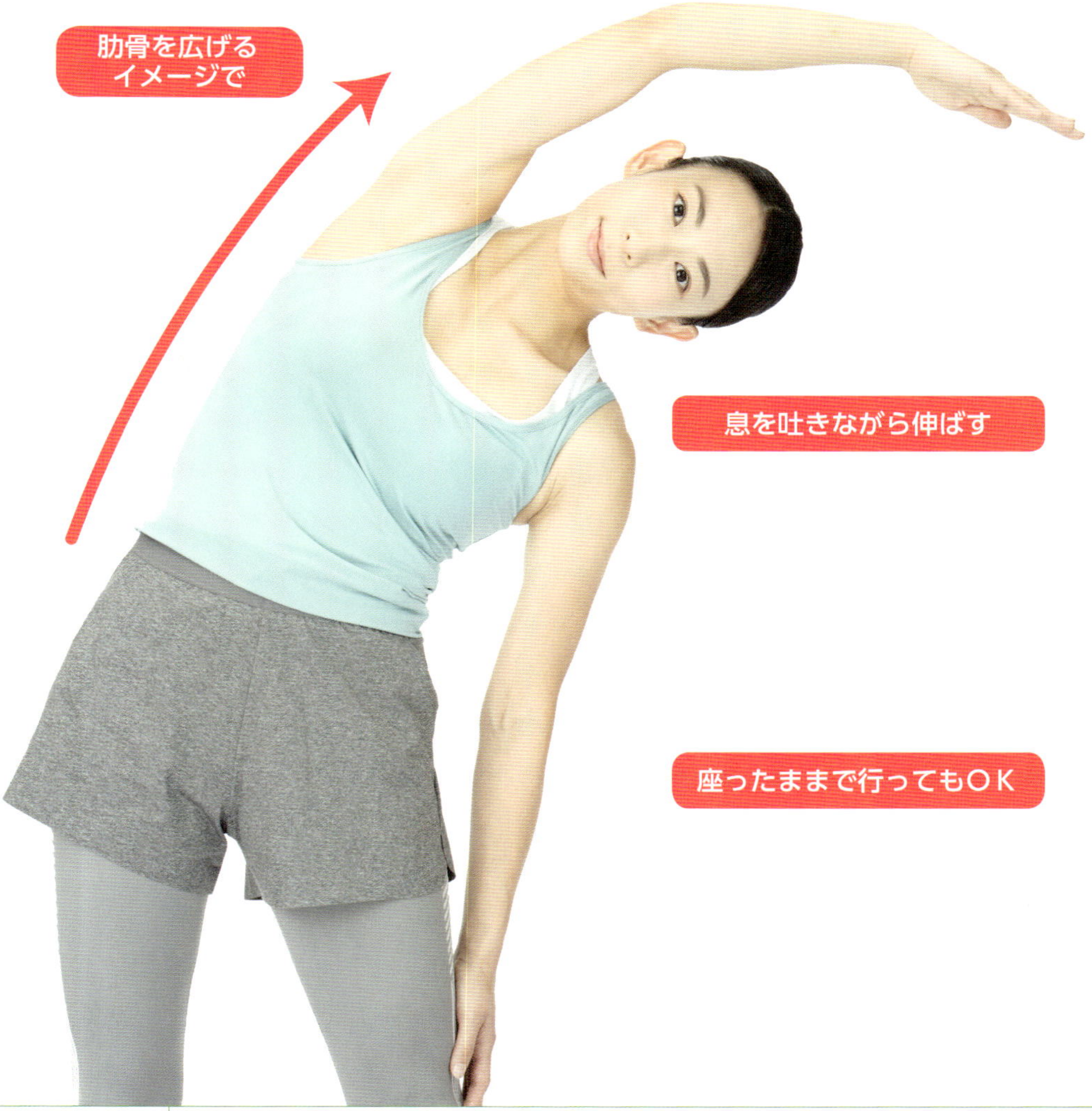
肋骨を広げる
イメージで
息を吐きながら伸ばす
座ったままで行ってもOK

1日1分で本当によくなる？
「うつぶせ」のこと、もっと教えてください！

Q うつぶせは体によくないと思っていました。そうではないのですか？

A 自力でうつぶせになれる人なら問題ありません

乳幼児の場合は突然死症候群（ＳＩＤＳ）のリスクが高まると言われていることからも注意が必要ですが、自分でうつぶせになることができて、また元の姿勢に戻れる人については問題ありません。

ただし、無理をしてまで行うべきものではありません。

体のどこかが痛くなったり、苦しくなったりした場合はすぐに中止してください。

また、本書は、うつぶせのまま眠るのではなく、毎日の生活の中で1分間うつぶせ姿勢を行うことを目的としています。

健康な人であれば1日1分のうつぶせは、それほどきついものではないはずです。

Q 首や腰が痛いのですが、うつぶせになっても大丈夫ですか？

A ゆっくりうつぶせになり、体の状態を感じながら判断してみてください

まず、ゆっくりとうつぶせになってみてください。

そこで体の状態を感じてみてくだ

さい。1分間うつぶせ姿勢になれる・なれないという判断がそこでできるでしょう。

痛みが強く、できそうにないと感じたら、すぐに元の体勢に戻ってください。

ただし、腰が痛い人の場合は、クッションを入れると平気になるという方が多いようです。また、首が痛くても、うつぶせ姿勢をしているうちに少しずつこわばりがなくなっていく人もいます。

ですので、様子を見ながら無理のない範囲で、少しずつうつぶせになる時間を増やしていくことをおすすめします。

うつぶせで左右に顔を向けるのがつらければ、まっすぐ下を向くような体勢で1分間続けてください。

余裕があるようでしたら、その状態から少しだけ顔を左右どちらかに傾けてみてください。つらくなったら反対側を向きましょう。自分のやりやすいほうからで大丈夫です。

1分間続けるのがきつければ、さらに短い時間からスタートしてください。

Q 1日1分では短すぎませんか？

A 継続のために1日1分をおすすめしていますが、つらくなければそれ以上でもかまいません

継続が大事なので、やらないよりは少しでもやったほうがいいという観点から、本書では1日1分としています。

ですが、実際にやっていただくと気持ちよくなって1分以上になってしまう人がほとんどのようです。

ですから、最低1分という心づもりでうつぶせを行っていただき、体がつらくならないかぎりは長くなってもかまいません。

Q 始めてからどれくらいで効果が表れますか？

A 早い人で2、3日で効果が出ます

早い人でしたら2、3日で効果を

実感する人もいれば、1か月ぐらいで効果を実感できるようになる人もいます。

また、効果はわからないけれども初回から気持ちがいいと感じる人は多くいますし、反対に何も感じない人もいます。これについては個人差がかなりあるようです。

また、はじめのうちは心地よかったのに慣れてくると何も感じなくなることもあります。そういう人は100ページからのエクササイズに進んでください。

Q うつぶせで体重は減りますか？

A 体重が減った人もいます

これも個人差があるので全員に効果があるとは言えませんが、うつぶせを続けているうちに体重が減ったという報告をいただいたことはあります。

その理由は、腸の動きがよくなり、快便になったためだと考えられます。

逆に、寝たきり寸前という人の体重が増え、適正に戻ったというケースもあります。

それは食欲が増え、以前よりも食べられるようになったからです。

そういう意味では単純にダイエットに効果があるというよりも、うつぶせによってその人にとってのベストな方向に体が向かっていくと考えたほうがいいでしょう。

Q うつぶせになっても股関節が伸びる感じがしません。やり方を間違えているのでしょうか？

A 健康な人は伸びる感覚がないのが普通です

実際は伸びている感じがなくても

問題ありません。

股関節を伸ばすといっても、伸展させることが目的ではなく、背骨に対して曲がっている股関節の角度を0度（まっすぐ）にもっていくことが狙いです。

猫背のきつい方、特にお年寄りなどは股関節が曲がっているため、うつぶせになるだけで伸びている感じはするかもしれませんが、若い人や姿勢がそれほど悪くない健康な人は伸びる感覚がないのが普通です。

物足りなく感じるようでしたら、100ページからの応用エクササイズを合わせて行うと、伸びる感覚をより味わえると思います。

Q うつぶせ姿勢の時、体のどこを意識すればいいですか？

A 肋骨を意識してください

肋骨を意識して、背中が広がる呼吸をイメージしていただくといいでしょう。

肋骨と言っても前なのか後ろなのか、自分で意識するのは難しいという人もいます。そういう人は、うつぶせになって床に触れている前側の肋骨を意識するとわかりやすいでしょう。

そして、背中を広げるイメージで呼吸にも意識を向けてみてください。

Q 1日に30分以上行っても大丈夫ですか？

A 体がつらくないようならかまいません

ご自身の体感として、体がつらくないようでしたらかまいません。

ただし、マッサージなどでも30分以上同じ姿勢をとると首が疲れてくる場合があります。長時間行う場合は、できれば顔の向きを何度か変えることをおすすめします。

Q 筋トレでは体を休ませる日をつくりますが、うつぶせの場合、毎日でも大丈夫ですか？

A 毎日行っても大丈夫です

うつぶせは、筋トレのようにハードなトレーニングというわけではありません。そのため、運動嫌いの人や体力のない人でも無理なく続けていただけるのが特色です。ですから毎日行っても問題はありません。

続けやすいように1日1分としていますが、たとえ何日も休んでしまったからといって、大きなマイナスにもなりません。それほどストイックにならずに、やらないよりもやっていたほうがプラスになる、というくらいの軽いスタンスで行っていただくのがちょうどいいと思います。

Q 効果を実感したので子どもにもすすめたいのですが、何歳くらいから可能ですか？

A 保護者の見守りがあれば、生後5、6か月ぐらいから可能です

うつぶせ姿勢は子どもが行っても大丈夫です。

うつぶせを行えるかどうかの目安は大人と同じで、自力でうつぶせになり、元に戻れることです。

ただし、保護者の見守りがあれば、首がすわって自分で頭を持ち上げられるようになる生後5、6か月から行ってもかまいません。

赤ちゃんの場合、疲れてきて自分で頭を上げられなくなったら終わりにしてください。時間は1分でかまいませんが、最長の目安としては3〜5分くらいが適正です。

小さな子どもの場合、健康のためにという意識はないかもしれませんが、私が知る体験者の中には便秘が解消した(5か月)という子もいます。

うつぶせは体のやわらかい若い人のほうが抵抗なくできるはずです。

Q 会社にいる時など、座ったまま机に向かってうつぶせになっても効果がありますか？

A お腹は伸びませんが、それでも呼吸にはいい影響があります

うつぶせになることの一番の目的は、お腹を伸ばすことです。椅子に座ったままだと背中を伸ばすことはできますが、お腹を伸ばすことはできません。それでも呼吸にはいいと言われています。

とはいえ、うつぶせのほうがより筋肉の緊張を解き、リラックスすることができるでしょう。外出先で寝そべることができない時は110ページの「エクササイズ5　うつぶせにならずにできる」がおすすめです。

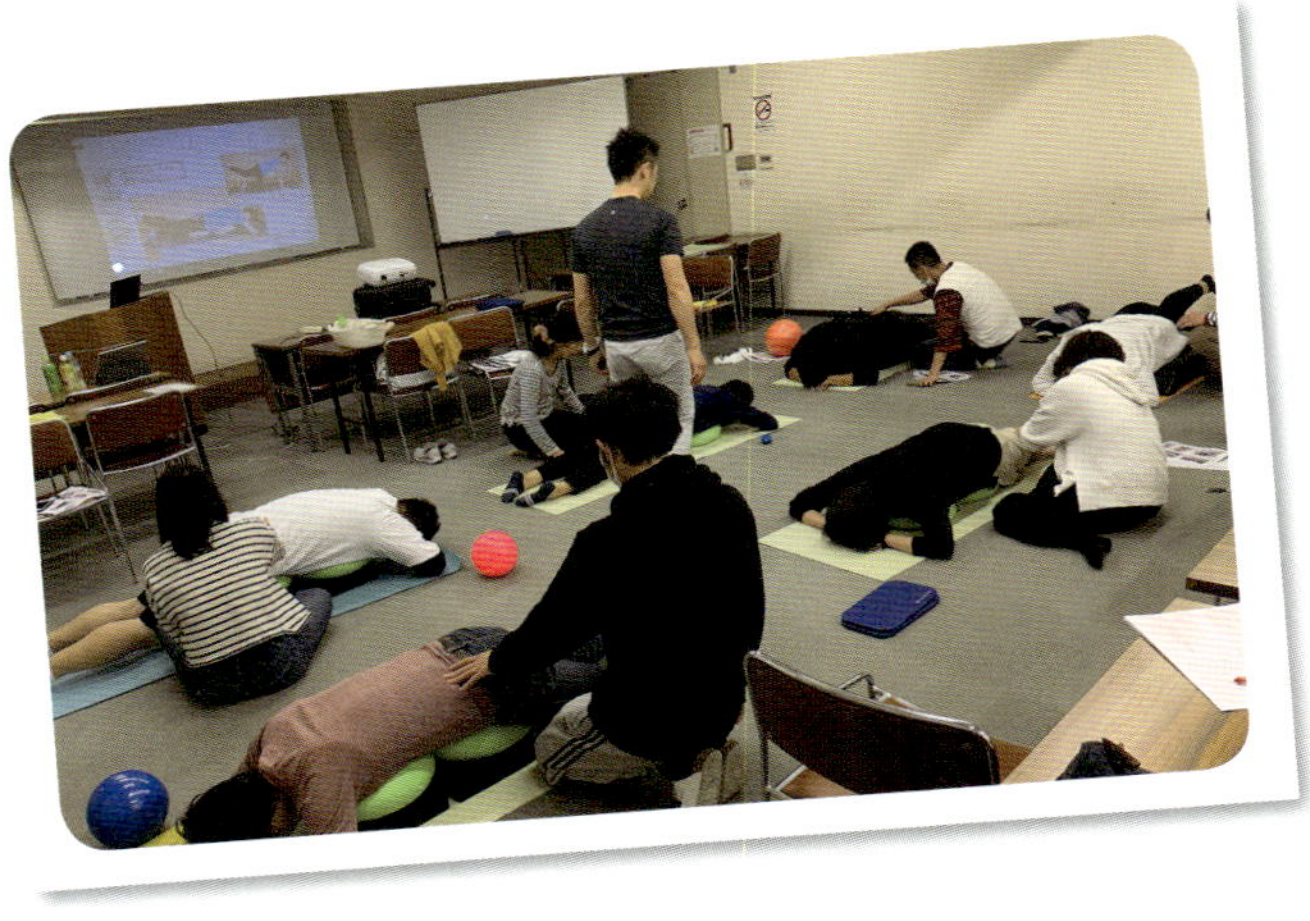

おわりに

私は長年にわたり、臨床の現場でうつぶせになることが困難な患者さんをたくさん見てきました。また、現在は地域の介護予防の現場においても、高齢になると何年もうつぶせになっていない方や、うつぶせができない人と数多く遭遇しています。

「ただ寝るだけ」というシンプルなうつぶせが、なぜ歳を重ねるとできなくなるのかが不思議でなりませんでした。同時に、このうつぶせができるかどうかが人間の身体活動に深く関わっており、とても重要であることがわかるにつれて、少しでも若いうちから習慣的にできるようになってほしいと思うようになりました。

難しいことを考えず、まずはうつぶせになっていただくのが一番です。うつぶせの姿勢そのものは特別難しいものではありません。ただし、年齢が上がるほど、背骨がゆがんだり、四肢の関節の可動域がせまくなったり、筋力が低下したりして、うつぶせになるのが大変になる人が多いのも事実です。ですから、ぜひ少しでも若いうちからやっておくことが大事だと思います。

どんな健康法でもエクササイズでも、続けて行えるか、習慣にできるかどうかがカギになります。私もサロンのお客様に「週に1回来てください」「自宅ではこんな体操をしてください」とお伝えしていますが、誰もが仕事や生活の忙しさを抱えているため、現実的には継続が難しい場合があるのは仕方がないことなのかもしれません。

でも、夜眠る前に1分間だけでもうつぶせになるのは、毎日30分ウォーキングをするよりも簡単です。

毎日続けていただくと、ゆがんだり滞りのあった体がリセットされ、さまざまな症状がよくなっていきます。

たくさんの人が日常的にうつぶせになる習慣をつけていただき、うつぶせが簡単にできる高齢者が増えれば、日本全体の健康寿命を延ばすことができるはずです。

この本で、少しでも多くの人が健康になるお手伝いができれば、著者としてこれほど嬉しいことはありません。

２０１９年６月

乾　亮介

参考文献

千住秀明、眞渕敏著、宮川哲夫監修　石川朗、神津玲、高橋哲也編集『呼吸理学療法標準手技』医学書院　２００８年

川嶋みどり、丸川征四郎編著　日野原重明監修『看護に生かす腹臥位療法　うつぶせ寝で「身体と心」を取り戻す』日本看護協会出版会　２０１６年

川嶋みどり、丸川征四郎編著　日野原重明監修『うつぶせ寝健康法』ＫＫベストセラーズ　２００５年

竹井仁著『正しく理想的な姿勢を取り戻す　姿勢の教科書』ナツメ社　２０１５年

舟波真一、山岸茂則著『痛みはうつぶせで治しなさい』小学館　２０１６年

片平悦子著『「３つの体液」を流せば健康になる！』自由国民社　２０１３年

Stiller K: Physiotherapy in intensive care, *chest*.118(6):1801-1813, 2000.

厚生労働省大臣官房統計情報部「厚生労働白書平成23年人口動態統計月報年計（概数）の概況」『主な死因別にみた死亡率の年次推移』2012年

厚生労働省大臣官房統計情報部「厚生労働白書平成29年（2017）人口動態統計月報年計（概数）の概況」『主な死因別にみた死亡率の年次推移』2018年

寺本信嗣「誤嚥性肺炎」『Journal of clinical rehabilitation』12(5):399-405, 2003.

朝井政治、俵祐一、夏井一生他「嚥下障害に対する理学療法の現状と今後の展望」『理学療法学』23(8) :1111-1116, 2006.

前本英樹、上村恭生、木口利明他「高齢者肺炎患者のＡＤＬ低下に影響を与える要因の検討」『理学療法学』34(1):16-20, 2007.

Mauro D B, Melisenda C, Daniel M, Simona Z, Claudia P, Vincenzo B, et al: Thoracic kyphosis and ventilatory dysfunction in unselected older persons :an epidemiological study in dicommano, Italy. *J Am Geriatr Soc*, 52(6):909-915, 2004.

Mehrsheed S, Eiji I, John W R, Erik J B, Heinz W W :Correlation of back extensorstrength with thoracic kyphosis and lumbar lordosis in estrogen-deficient women. *Am J Phys Med Rehabil*, 75(5):370-374, 1996.

Vasilios S, Susan B, Deborah K, Michele W, Tamara F, Cynthia H: The effect of cervical bracing upon swallowing in young,normal, healty volunteers. *Dysphagia,* 18:39-45, 2003.

寺垣康裕、新谷和文、末木恒治他「脊柱後彎評価を目的とした座位円背指数計測の信頼性と妥当性」『理学療法科学』19(2) :137-140, 2004.

Milne J S, Lauder I J: Age effects in kyphosis and lordosis in adults. *Annals of human biology,*1(3):327-337, 1974.

Ylinen J: Stretching techniques, External oblique abdominis, Internal oblique abdominis : *Stretching Therapy.* Churchill Livingstone, Edinburgh, London, New York, Oxford, Philadelphia, St Louis, Sydney, Toronto, 2008.

Wendy B K, Deborah E S, Anita L S, Linda W, Kate A H: Changes in flexed posture, musculoskeletal impairments, and physical performance after group exercise in community-dwelling older women. *Arch phys med rehabil,* 88 (2):192-199, 2007.

Yi-Liang K, Elizabeth A T, Mary P G: Sagittal spinal posture after pilates-based exercise in healty older adults. *Spine,* 34 (10):1046-1051, 2009.

Maria G B, Lisa B, Chiara P, Antonio F, Sandro G: Effects of an adapted physical activity program in a group of elderly subjects with flexed posture: clinical and instrumental assessment. *Journal of Neuro Engineering and Rehabilitation,* 25:5-32, 2008.

Gail A G, Mei-Hua H, Arun S K, Leanne S, Sybil C: Yoga decrease kyphosis in senior women and men with adult onset hyperkyphosis :results of a randomized controlled trail. *J Am Geriatr Soc,* 57 (9):1569-1579, 2009.

伊藤弥生、山田拓実、武田円「円背姿勢高齢者の呼吸機能及び呼吸パターンの検討」『理学療法科学』22(3) :353-358, 2007.

Milne J S, Williamson J: A longitudinal study of kyphosis in older people.*Age and ageing,*12(3):225-233, 1983.

Kado D M: The rehabilitation of hyperkyphotic posture in the elderly. *Eur J Phys rehabil med,* 45:583-593, 2009.

Eiji I, Mehrsheed S: Effect of back-strengthening exercise on posture in healthy women 49 to 65 years of age, *Mayo Clin Proc ,* 69(11):1054-1059, 1994.

Ball J M, Cagle P, Johnson B E, Lucasey C, Lukert B P: Spinal extension exercises prevent natural progression of kyphosis. *Osteoporos Int,* 20:481-489, 2009.

Kuo YL, Tully E A, Galea M P: Sagittal spinal posture after pilates-based exercise in healthy older adults. *Spine,* 34(10):1046-1051, 2009.

住吉和子、瀧川佳恵、長田敏子「寝たきり在宅高齢者に対する腹臥位療法の効果」『Japanese Journal of Nursing Art and Science』11(2):62-66, 2012.

小板橋喜久代、柳奈津子、新村洋未「腹臥位が高次脳機能と自律神経機能に及ぼす影響—腹這い姿勢と脳・心肺機能」『看護学雑誌』68(6):2004.

大宮裕子、佐藤彰紘、横山悦子、辻容子、大西謙吾、白鳥愛子、岩渕恵子「腹臥位姿勢におけるリラクゼーション効果」『目白大学健康科学研究科』(9):9-15, 2016.

Susan E L, Margaret S T, Anthony S, Yinmiao C, Joseph T M, Dennis L, Walter J L: Predictors of aspiration pneumonia: How important is dysphagia? *Dysphagia,* 13(2):69-81,1998.

Cumhur E, Arzu K, Nefati K, Yesim K, Arzu Y O, Sultan T, Ibrahim A: The effect of head and neck positions on oropharyngeal swallowing: A clinical and electrophysiologic study. *Arch Phys Med Rehbili,* 82(9):1255-1260, 2001.

乾亮介、森清子、中島敏貴、李華良、西守隆、田平一行「頸部角度変化が嚥下時の嚥下筋および頸部筋の筋活動に与える影響—表面筋電図による検討」『日摂食嚥下リハ会誌』16(3):269-275, 2012.

仲保徹、山本澄子「脊柱後彎位が胸郭運動に与える影響」『理学療法科学』24(5):697-701, 2009.

Elsie G C, Hilda A I J, Cheryl E K: Thoracic kyphosis, rib mobility, and lung volumes in normal women and women with osteoporosis. *Spine,*19(11):1250-1255,1994.

Craig L S: *Bronchial hygiene therapy: Fundamentals of respiratory care,*7th ed. 791-816, Mosby, St.Louis, 1998.

坂光徹彦、浦辺幸夫、山本圭彦「脊柱後彎変形とバランス能力および歩行能力の関係」『理学療法科学』22(4):489-494, 2007.

Moira Merrithew, Beth Evans, Laureen Dubeau, Connie D Ierullo, Rise Karns, Joanna Speller: *STOTT PILATES®comprehensive Matwork a fully illustrated manual.* Merrithew Corp, Toronto, Canada, 2004.

［著者］
乾亮介（いぬい・りょうすけ）
理学療法士、ピラティスインストラクター。1978年大阪府生まれ。2001年3月、関西医療学園専門学校理学療法学科卒業。同年4月に理学療法士国家資格取得。医療法人宝生会ＰＬ病院リハビリテーション科に勤務し、以来16年間でリハビリに関わった患者は2000人を超える。整形外科疾患、脳血管疾患、呼吸器疾患、心疾患などあらゆる患者のリハビリに携わる。
同時に訪問リハビリや学会発表、論文執筆、講演や理学療法士養成校の非常勤講師など精力的に活動し、2012年には畿央大学大学院健康科学研究科にて修士号（健康科学）を取得。国内外合わせて学会発表歴は30回以上となる。ピラティスインストラクター資格を取得後、2017年4月に独立して予防医学サロン＆ピラティススタジオ「リハティスプラス」を開き、地域の予防事業や全国各地で研修会やセミナーの講師を務める。
リハティスプラス：http://namimail.net/

［監修者］
岡田欣之（おかだ・よしゆき）
整形外科専門医、医学博士。医療法人社団岡田整形外科おかだ整形外科理事長。杏林大学医学部卒業。神戸大学大学院医学系研究科整形外科学講座博士課程修了。神戸大学医学部整形外科学教室入局、国立病院機構神戸医療センター、国立病院機構兵庫中央病院、兵庫県立がんセンター、六甲病院、六甲アイランド病院、公立和田山病院などの関連病院を経て、2011年より兵庫県立西宮病院医長。2017年より現職。

岡田真理子（おかだ・まりこ）
総合内科専門医、医学博士。まりこ中町内科院長。大阪医科大学卒業。神戸大学大学院医学系研究科循環呼吸器病態学講座博士課程修了。2017年より現職。

うつぶせ１分で健康になる
――コリ、痛み、歪みが消えて体がラクになる

2019年６月19日　第１刷発行

著　者――乾亮介
監修者――岡田欣之　岡田真理子
発行所――ダイヤモンド社
〒150-8409　東京都渋谷区神宮前6-12-17
http://www.diamond.co.jp/
電話／03･5778･7234（編集）　03･5778･7240（販売）
装幀――――斉藤よしのぶ
本文デザイン－布施育哉
編集・構成―野本千尋
写真撮影――板山拓生（スタジオジーマック）
モデル―――岡本加奈
ヘアメイク―国府田圭
図版作成・DTP制作－伏田光宏（f's factory）
製作進行――ダイヤモンド・グラフィック社
印刷――――勇進印刷（本文）・加藤文明社（カバー）
製本――――ブックアート
編集担当――酒巻良江

ISBN 978-4-478-10710-2

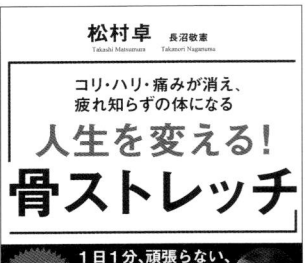

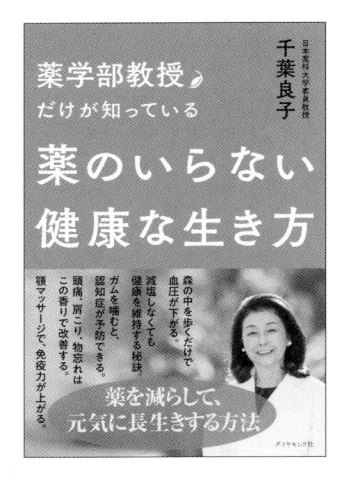

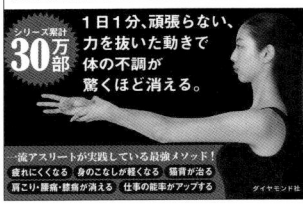